Prix : 1 fr. 20 net.

Précis d'Alimentation rationnelle

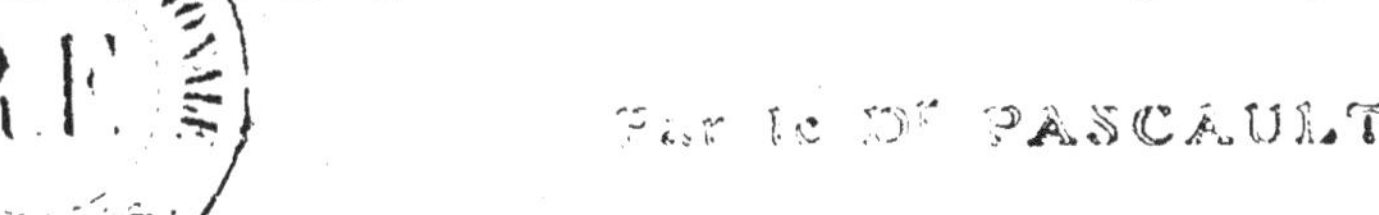
Par le Dr PASCAULT

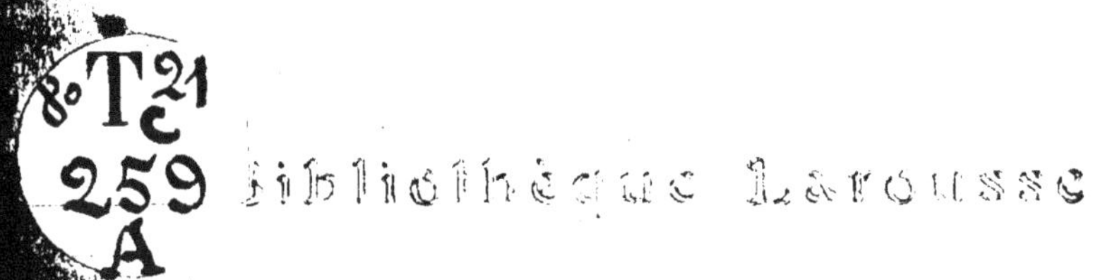

Bibliothèque Larousse

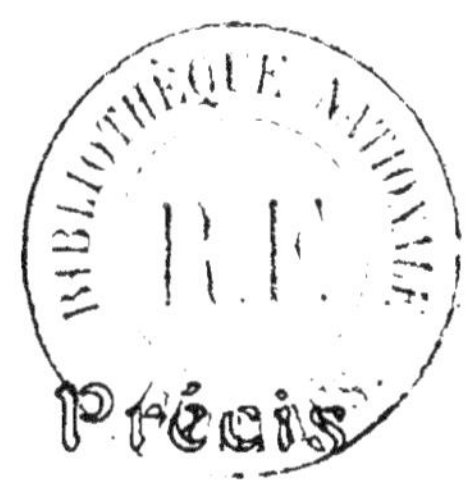

Précis d'Alimentation rationnelle

QUATRIÈME MILLE

PRINCIPAUX OUVRAGES DU MÊME AUTEUR

Conseils théoriques et pratiques sur l'alimentation. Recueil de travaux divers sur l'hygiène alimentaire, sur les maladies par vice d'alimentation, sur le traitement alimentaire de l'arthritisme et de la tuberculose, etc. — Paris, Maloine, édit. 1909.

L'arthritisme par suralimentation. Causes de l'arthritisme; ses symptômes, son traitement. — Paris, Maloine, édit., 1909.

Hygiène et alimentation de l'arthritique. — Paris, Maloine, édit., 1905.

Précis 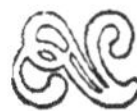 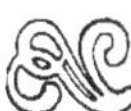

d'Alimentation rationnelle

Par le Dr L. PASCAULT

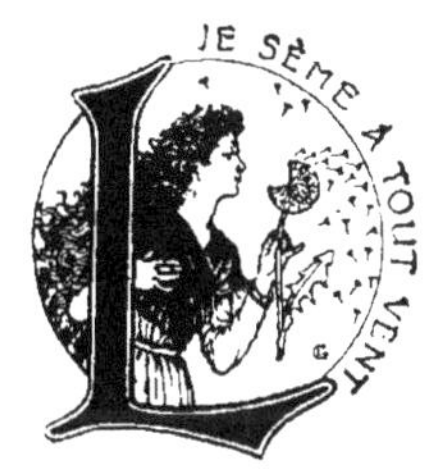

Bibliothèque Larousse
Paris. - 13-17, rue Montparnasse

But de l'ouvrage

« Il faut manger pour vivre, et non vivre pour manger ». Le conseil est sage, mais d'application malaisée, car manger pour vivre est un art difficile. On ne s'en serait peut-être jamais avisé, si la médecine n'avait pas montré, ces dernières années, qu'il est une foule de maladies causées ou entretenues par une nourriture mal ordonnée. Il faut en convenir : *nous ne savons pas « manger pour vivre »*, et si nous voulons nous conserver en vie et en santé, il est indispensable que chacun de nous consente à apprendre :

1° ***Ce qu'il faut manger*** (régime) ;

2° ***Combien il faut manger*** (ration) ;

3° ***Comment il faut manger*** (distribution des repas, mastication...).

Le but de ce petit livre est de faire l'éducation du public sur ces différents points.

Pour l'écrire, nous nous sommes appuyé sur les données les plus récentes et les plus certaines de la physiologie, car l'alimentation ne saurait être « rationnelle » que si elle s'accommode au mieux avec la physiologie, avec le fonctionnement du corps humain. Partout nous nous sommes appliqué à traduire en un langage compréhensible à tous les notions actuellement acceptées par la généralité des savants qui ont étudié de près l'alimentation de l'homme. En quelques points pourtant — et notamment en ce qui concerne la ration — nous avons substitué notre opinion personnelle à l'opinion générale. Si nous avons agi ainsi, c'est que, pour justifier notre manière de voir, nous avons d'excellentes raisons et une expérience déjà longue de la pratique de l'alimentation.

Une dernière remarque. Notre programme était vaste et l'espace mesuré. Nous avons donc parfois dû avancer des affirmations sans preuve à l'appui ; employer un style haché, concis, « télégraphique ». D'autre part, il nous est arrivé d'user de mots vulgaires ou de sacrifier un peu de l'exactitude scientifique soit d'un terme soit d'une démonstration. On nous excusera : notre objectif a été de dire beaucoup de choses en peu de mots et d'être clair, tout en restant cependant aussi près que possible de ce que nous considérons aujourd'hui comme la vérité.

D[r]. L. PASCAULT.

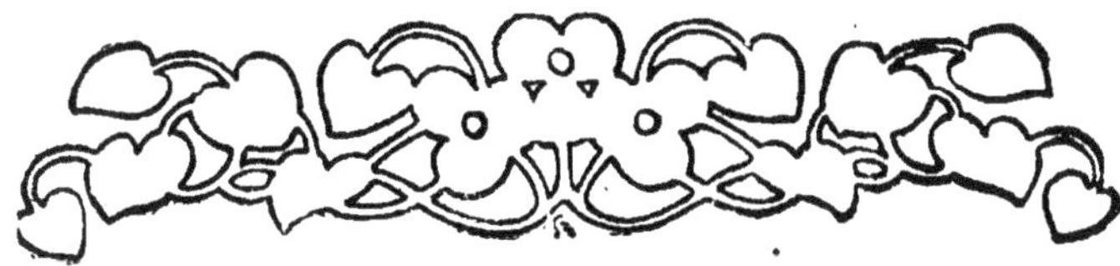

PREMIÈRE PARTIE

Ce qu'il faut manger

I — Notions et Définitions nécessaires

Chapitre aride, mais indispensable à lire et à retenir pour comprendre ce qui suit.

1. ***Qu'est-ce que l'aliment?*** — On discute encore sur sa définition; contentons-nous donc de dire comment il agit dans le corps humain.

Vous vous mettez à table, les jambes coupées par la fatigue et la faim; vous avalez (vous *ingérez*) un bon repas; rapidement les forces renaissent et vous vous sentez plus ou moins *excité* à reprendre votre travail.

Suivons les aliments de ce repas à travers l'économie. Vos organes digestifs les transforment d'abord en produits ayant une structure telle qu'ils peuvent traverser sans effraction les parois de l'estomac ou de l'intestin, qu'ils peuvent être *absorbés*. Après avoir franchi cette barrière, ces produits (ces *dérivés alimentaires*) arrivent dans le sang qui, circulant constamment d'une extrémité du corps à l'autre, les transporte dans tous les tissus qu'ils doivent *nourrir*. Par là, il faut entendre qu'ils vont leur céder : 1° la *matière* dont ils ont besoin pour se construire ou pour réparer leur usure journalière; 2° l'*énergie* qui leur est nécessaire pour entretenir l'activité de la machine vivante. En effet, quelques parcelles des dérivés alimentaires sont fixées par les tissus, qui les transforment en matière identique à la leur (qui les *assimilent*); la majeure partie est, après un délai variable, détruite en tant que matière et transformée en cette autre chose que nous apprendrons à connaître dans un instant et qui s'appelle énergie.

Notons que, si parfaite que soit notre machine, la destruction de l'aliment n'est jamais complète; toujours il reste des résidus, des déchets, qui, non seulement sont impropres à entrenir la vie, mais qui sont absolument contraires à la vie. Aussi, s'ils ne sont pas rejetés au dehors (*éliminés*) au fur et à mesure de leur production, — et il est rare qu'ils le soient chez l'homme adulte, — ces déchets vous *empoisonnent* littéralement (vous *intoxiquent*), ou tout au moins encrassent vos organes et les gênent dans leur fonctionnement.

La destinée de l'aliment qui vous tombe sous la dent se résume donc en ces trois termes : *L'aliment est une substance qui excite, nourrit et empoisonne.*

L'aliment excite : il dissipe la fatigue, réveille les forces et même, s'il est très excitant, pousse à l'action. Fait remarquable : cette impression de réconfort se manifeste très peu de temps après son ingestion. Il nous excite donc avant d'être digéré et absorbé, avant de nous nourrir. D'où cette conclusion : les valeurs excitante et nutritive d'un aliment sont absolument distinctes.

L'aliment nourrit ; nous avons dit comment et y reviendrons.

L'aliment empoisonne si ses déchets ne sont pas intégralement et rapidement éliminés par les poumons, la peau, les reins et l'intestin. Calfeutrons hermétiquement un animal dans une pièce d'où ne peut sortir l'air qu'il a respiré ; il meurt en quelques jours, même si nous lui fournissons de l'air neuf à volonté. Vernissons-le de la tête aux pattes, afin de boucher tous les pores de sa peau ; il meurt également très vite. Arrêtons l'excrétion de ses reins ou bien fermons son intestin par une ligature, il meurt en quelques jours. Si, respectant ses organes d'élimination, nous le privons de tout aliment, il survit deux à trois semaines, un peu moins longtemps si nous le privons d'aliments et d'eau. — *On meurt donc moins facilement d'inanition que d'intoxication.* De fait, on a pu démontrer que, rien que par ses urines, l'homme élimine en 52 heures une quantité de poisons capable de le tuer s'il ne s'en débarrassait pas au jour le jour ; une partie de ces poisons provient, il est vrai, de l'usure de ses tissus, mais leur source la plus importante est dans les aliments. Concluons :

Une alimentation ne sera rationnelle que si, pour chaque aliment, elle tient compte de sa triple valeur : excitante, nutritive et toxique.

2. *Matière et énergie.* — Nous avons dit que l'aliment nous nourrit en nous cédant de la matière et de l'énergie. Entendons-nous sur ces mots.

On appelle communément *matière* tout ce que la balance montre avoir du poids, tout ce qui est pondérable. Sont donc matière, non seulement la pierre, le bois ou le fer, mais aussi le pain ou la viande que vous mangez l'eau que vous buvez et même l'air que vous respirez (car, condensé, il a un certain poids).

Prenons un aliment susceptible de brûler facilement, de l'huile, par exemple ; mettons dessus une veilleuse, et allumons-la. Cette « matière » grasse se consume lentement et finit par disparaître. Elle s'envole en fumée, dit-on. Certainement, elle fournit un peu de fumée, c'est le déchet. Mais, en même temps, elle donne de la lumière et de la chaleur, elle se transforme en *énergie* lumineuse et calorifique, c'est-à-dire en quelque chose qui n'est plus pondérable comme la matière, mais qui, en revanche, est douée d'une puissance considérable. Pour rendre tangible cette puissance invisible, il suffit d'adapter notre veilleuse à un de ces jouets d'enfants qui sont l'exacte reproduction d'une machine à vapeur, et l'on verra sa chaleur (son *énergie thermique* ou *calorifique*) se métamorphoser en mouvement (en *énergie mécanique* ou *motrice*). Avec une autre machine appropriée, on pourrait également la muer en électricité (en *énergie électrique*). — En somme, l'énergie passe d'une forme à une autre suivant l'instrument auquel elle s'applique ; mais, remarquons-le, elle reste au fond toujours la même : *l'énergie est une*, seules varient les formes sous lesquelles nous la percevons.

Si l'huile que nous avons prise pour exemple, au lieu de servir à alimenter une veilleuse, avait été employée pour nous alimenter nous-mêmes, les mêmes phénomènes se seraient produits : elle aurait été brûlée (*oxydée*) dans l'intérieur de notre organisme et se serait transformée en énergie. Or, presque toutes les substances qui entrent dans notre alimentation, subissent tôt ou tard le même sort et sont converties par nous, soit en énergie thermique qui nous maintient à une température fixe voisine de 37 degrés, soit en énergie mécanique que nous utilisons pour nous mouvoir ou pour travailler. On peut donc dire que *l'aliment est un réservoir d'énergie* : c'est de la chaleur et de la force immobilisées, emprisonnées, et que nous libérons à notre profit, lorsque nous l'introduisons dans le corps humain.

3. *Aliments plastiques et énergétiques.* — De ce que les aliments sont presque tous destinés à se résoudre en énergie quand nous leur donnons asile, il ne faudrait pas conclure que tous ont pour unique fonction d'entretenir notre chaleur et nos forces. Nous l'avons fait pressentir, dès le début, en disant que les aliments nous nourrissent en nous cédant *de la matière* et de l'énergie.

En effet, certains d'entre eux ont pour destinée principale de construire ou de réparer nos organes ; captés par les tissus, ils sont assimilés et forment ainsi de la matière vivante. Pour cette raison, on les appelle *aliments plastiques* ou *aliments de constitution*. Ils sont à la machine humaine ce qu'est le fer ou l'acier à la machine industrielle. Pas plus que les autres aliments pourtant, ils ne s'éternisent en cet état : arrive un jour où ils se détruisent, où ils s'usent — plus ou moins tôt suivant que notre machine est plus ou moins malmenée —, mais comme c'est toujours très lentement, ils ne fournissent de l'énergie que d'une manière tout accessoire.

La majeure partie de notre chaleur et de nos forces nous vient d'aliments autres que les précédents, et qui sont l'analogue du charbon que brûle la locomotive lorsqu'elle est en marche. Aussi les dénomme-t-on *aliments énergétiques* ou *aliments de combustion*. — Fait des plus intéressants : ces aliments ne sont généralement pas brûlés, dès qu'ils arrivent dans nos tissus ; s'il en était ainsi, notre machine s'arrêterait court, aussitôt que nous avons le ventre vide. Une fois qu'ils ont traversé les parois digestives, ils vont provisoirement se mettre en réserve dans certains organes (notamment dans le foie et les muscles) ; et c'est sur les réserves qui se sont amassées les jours précédents, que nous prélevons les matériaux dont nous avons actuellement besoin pour faire soit de la chaleur, soit du travail.

De ces explications on déduira que *l'art de manger*

pour vivre consiste : 1° à combiner notre régime de telle façon qu'il nous apporte et des aliments plastiques et des aliments énergétiques (chacun d'eux dans une proportion que nous déterminerons plus tard); 2° à composer notre ration de telle manière que nous ayons toujours « en magasin » une provision convenable de réserves alimentaires. Examinons tout de suite ce dernier point.

4. *Comment évaluer la ration?* — Les réserves alimentaires emmagasinées dans notre corps ayant un poids notable, il est facile de les apprécier par la balance. Pesez-vous de temps à autre, disent les physiologistes, et si votre poids reste toujours le même, vous pourrez en conclure que vous reconstituez vos réserves à mesure que vous les dépensez, — donc que votre ration alimentaire est juste, que vous mangez dans la mesure de vos besoins.

Nous souscrivons volontiers à la première conclusion, mais nullement à la seconde. La discussion n'est pas oiseuse : on va en juger.

L'homme (ou du moins l'homme bien portant) est ainsi fait qu'il se maintient à un poids fixe avec des quantités d'aliments susceptibles de varier en plus ou en moins dans une grande étendue. Mange-t-il habituellement beaucoup, il gaspille les aliments; s'il mange peu, il les économise. Dans les deux cas, il fait les mêmes réserves, *et la balance accuse le même poids.* Or, il n'est certainement pas indifférent de manger constamment peu ou beaucoup. Manger peu, c'est ménager la machine humaine et lui permettre d'aller loin; manger beaucoup, c'est la surmener, l'user prématurément et préparer l'invasion des maladies (Voir nos ouvrages sur l'Arthritisme).

La fixité du poids de notre corps (1) ne nous démontre donc qu'une chose : que nous mangeons assez pour assurer le renouvellement régulier de nos réserves alimentaires, donc que nous avons du pain sur la planche : c'est une garantie de vie pour quelques jours. Mais *elle ne nous indique en aucune façon si nous mangeons trop*, puisqu'elle peut concorder avec une alimentation dépassant, et de beaucoup, nos besoins réels ; ce n'est donc pas une garantie de santé pour l'avenir.

5. *Poids et calories.* — La ration doit fournir à l'homme tout ce qu'il lui faut, *mais rien que ce qu'il lui faut*, s'il veut avoir la vie longue et bonne ; et, pour se tenir dans ce juste milieu, puisque les renseignements fournis par la balance sont sujets à caution, nous n'avons d'autre moyen que de nous en rapporter aux rations établies par les rares physiologistes qui ont expérimenté sur des individus habitués à vivre sobrement. Cette question devant être traitée plus loin (Chap. VIII), nous ne donnerons ici que les définitions qui s'y rattachent.

Les aliments étant matière quand ils entrent en nous et énergie quand nous les exploitons pour nos usages personnels, on conçoit que la ration peut se calculer soit en matière, soit en énergie. En matière, il suffit de peser les aliments ; la ration s'exprimera alors en *grammes*. Pour l'énergie, on la calcule d'après la quantité de chaleur que dégageraient les aliments s'ils étaient brûlés en dehors de nous (2), (cette quantité est très exactement

(1) Au chapitre de la Ration alimentaire, nous donnerons la signification de l'amaigrissement et de l'engraissement.

(2) Remarquons que, l'énergie restant la même sous toutes les formes qu'elle prend dans notre organisme (voir plus haut), il suffit de savoir combien un aliment dégage de chaleur en brûlant à l'extérieur pour connaître la quantité d'énergie qu'il nous cédera en se détruisant dans le corps humain.

connue pour tous les principes qui entrent dans notre alimentation), et la ration s'exprime en *calories*.

La calorie est la quantité de chaleur nécessaire pour élever de 1 degré centigrade la température de 1 kilogramme d'eau. Lorsque nous dirons que la ration quotidienne d'un adulte est de 2.000 calories, cela signifiera donc que, brûlée dans un foyer, elle donnerait une quantité de chaleur capable d'élever 2.000 kilogrammes (2.000 litres) d'eau de 0 à 1 degré. Le lecteur doit se familiariser avec cette manière d'exprimer la valeur des aliments, car nous l'emploierons couramment dans cet ouvrage.

6. ***Régimes alimentaires.*** — En matière d'alimentation, le mot *ration* s'applique à la quantité d'aliments, le mot *régime* à leur qualité, à leur nature.

Or, nous tirons nos aliments, pour quelques-uns du monde minéral (eau, sel marin), pour la plupart du règne végétal (céréales et pain, légumes et fruits, sucre....) et du règne animal. Parmi ces derniers, il faut distinguer les substances qui, avant de devenir notre nourriture, ont vécu de la vie animale (chair des animaux), de celles qui n'ont pas eu vie (œuf et lait); les premières se désignent sous le terme générique de « viande ». *Lorsque nous emploierons le mot* VIANDE, *sans autre explication, on devra donc se rappeler que* par là nous désignons, non pas seulement la viande de boucherie ou la volaille et le gibier, mais aussi le poisson, et même les mollusques (huîtres, moules, escargots) et les crustacés (langoustes, écrevisses, crabes....)

CARACTÉRISTIQUES DES DIFFÉRENTS RÉGIMES
TELS QU'ON LES COMPREND DANS LE LANGAGE COURANT.

Régime carné :	Tous les aliments, mais avec prédominance des viandes de boucherie, de basse-cour et de gibier.
Régime mixte :	Tous les aliments, mais avec prédominance des aliments tirés du règne végétal.
Faire gras :	Consiste à avoir un régime qui est carné ou mixte suivant que prédominent les viandes ci-dessus ou les végétaux.
Régime végétalien :	Exclusivement des aliments végétaux.
Régime végétarien :	Aliments végétaux, plus lait et œufs ; ce régime n'exclut donc que ce qui a eu vie animale.
Faire maigre :	Régime végétarien, plus poissons, mollusques et crustacés.
Régime lacté absolu :	Rien que du lait.
Régime lacté mitigé :	Lait, œufs et pain.

Notons que végétalien a pour synonyme *frugivore* (de *fruges* : les produits de la terre). Les *fruitariens* ne mangent que les végétaux susceptibles d'être absorbés crus, donc surtout des fruits, d'où leur nom.

Le mot *diète* s'emploie parfois comme synonyme de régime. Exemple : diète lactée.

7. *Acides et alcalins.* — Un certain nombre d'aliments donnent à la bouche une sensation analogue à celle du vinaigre ou du citron ; ils sont *acides*. L'eau de Vichy, les solutions fortes de bicarbonate de soude ont un goût tout autre; elles sont *alcalines*. Or, si l'on met en présence un acide et un alcalin (autrement dit, une base), ils se combinent pour former un corps absolument différent de ces deux composants, lequel est un *sel ;* par exemple, le sulfate de soude, sel purgatif, n'a ni le goût, ni aucune des propriétés de l'acide sulfurique et de la soude qui lui ont donné naissance. Lorsque, dans un sel, l'alcalin l'emporte sur l'acide, c'est un *sel alcalin ou basique ;* si l'acide domine, c'est un *sel acide*; si acide et alcalin sont en proportion convenable, ils se « neutralisent » mutuellement, et on a un *se leutre.* — Fait important : dans notre organisme, les sels se décomposent et libèrent les acides et les bases qui les ont formés. Ils peuvent donc, suivant le cas, nous alcaliniser ou nous acidifier et, par là, modifier considérablement notre tempérament ; c'est ainsi que le tempérament arthritique se caractérise ordinairement par d'abondants acides en circulation dans le corps humain.

Le terme *neutraliser* s'emploie aussi pour les poisons, mais dans un sens plus large que ci-dessus. *Sont dits neutralisés les poisons ou les « toxines » qui* ont perdu leurs propriétés nocives par suite d'une transformation quelconque dans l'organisme. Nous avons donc au moins deux moyens de nous défendre contre eux : neutralisation et élimination.

II — Composition des aliments. Principes alimentaires ; leur valeur énergétique.

8. ***Principes alimentaires.*** — Laissons du lait reposer pendant 24 heures sur le coin du fourneau : il se sépare en deux couches inégales. A sa surface, flotte une substance jaunâtre, la crème (*matière grasse*). Le reste

« se prend », forme un gros bloc compact, gélatineux, le caillé, constitué principalement par de la caséine (*matière azotée*). Égouttons ce caillé : il en sort un liquide qui, concentré à feu doux, abandonne en se refroidissant des cristaux analogues au sucre candi ; c'est de la lactose ou sucre de lait (*matière sucrée*). Chauffons-le plus longtemps, jusqu'à évaporation complète ; reste une petite masse ressemblant à du sel de cuisine, et constituée par des phosphates de soude, de chaux... (*matière minérale*).

Le lait est donc loin d'être un aliment simple, et, à part les graisses et le sucre, il en est de même de tous nos aliments. Heureusement, cette complexité n'est qu'apparente, car si on les décompose par des moyens chimiques, on constate que tous sont formés par les mêmes éléments fondamentaux, par les mêmes *principes alimentaires*, lesquels sont en très petit nombre. L'extraordinaire diversité des substances qui font notre nourriture, vient simplement de ce que les proportions et l'assemblage de ces principes constituants diffèrent pour chacune d'elles.

Les éléments fondamentaux de nos aliments sont les suivants : 1° *L'albumine* ou *matière azotée* ou mieux les albumines : albumines animales (maigre de la viande, blanc de l'œuf, caséine du lait et des fromages) ; albumines végétales (gluten du pain, légumine des haricots....)

2° Les *graisses* : graisses animales (gras de la viande, saindoux, margarine, etc. ; jaune de l'œuf : crème du lait et beurre) ; graisses végétales, (huile des olives, des noix ; cocose ou végétaline....)

3° Les *hydrates de carbone* ou *hydrocarbonés* (H C par abréviation) ; sauf exception rare, ne se rencontrent que dans les aliments tirés du règne végétal. Ils se subdivisent en trois classes :

a) *Amidons* ou *matières amylacées* : forment la plus

grosse partie du pain et de tous les aliments dits farineux, féculents ou encore amylacés.

b) *Sucres* : se trouvent dans le lait, le miel, les fruits et quelques légumes.

c) *Cellulose* : constitue dans les végétaux une sorte de trame, dans les mailles de laquelle sont retenus les grains d'amidon et le sucre. Principe alimentaire accessoire : lorsqu'on parle des HC, généralement on ne désigne par là que les amidons et les sucres.

4° Les *matières minérales* : existent dans tous les aliments, ordinairement à l'état de *sels minéraux* (phosphates, sulfates, carbonates... de soude, de chaux, de potasse et de magnésie ; chlorure de sodium, etc.) A côté de ces sels, tous plus ou moins abondants, il est des *minéraux rares* : tels le fer, le manganèse, l'arsenic, l'iode, le cuivre, etc.

5° L'*eau* entre également dans la constitution de tous nos aliments en quantité variable, allant de 10 à 90 pour cent.

6° Signalons enfin, pour mémoire seulement, des *principes aromatiques* plus ou moins odorants ou sapides, et des *ferments* de nature diverse.

9. *Composition des aliments.* — Étant donné que toutes les substances qui nous fournissent de la matière ou de l'énergie sont formées des mêmes éléments fondamentaux, on conçoit que, pour savoir comment se comportent les aliments dans le corps humain, il suffit : 1° de connaître le rôle joué dans notre organisme par les albumines, les graisses, les amidons, les sucres ou la cellulose, les sels minéraux et l'eau ; 2° de savoir que tel ou tel aliment doit ses propriétés particulières à tel ou tel de ses composants.

Dans le tableau ci-contre (Tableau I), nous avons

Tableau I. — *Classification des aliments d'après les principes qui les caractérisent.*

AGISSENT PAR LEURS ALBUMINES (*Aliments azotés*)	AGISSENT PAR LEURS GRAISSES (*Aliments gras*)	AGISSENT PAR LEURS AMIDONS (*Aliments amylacés*)	AGISSENT PAR LEURS SUCRES (*Aliments sucrés*)	AGISSENT PAR LEUR CELLULOSE (*Al. cellulosiques*)	AGISSENT PAR LEURS SELS ET LEUR EAU (*Al. minéralisateurs*)
Tous les aliments et notamment: *Pain* (dom.) *surtout pain complet.* *Légumes secs* (dom.): haricots, pois, lentilles et fèves. *Viande mi-grasse* (dom.). *Fromages* (dom.) et surtout fromages maigres. *Lait caillé* (dom.). *Lait* (dom.). *Œuf.*	Graisses d'assaisonnement { animales { *Beurre. Lard.* Saindoux. Margarine. ; végétales { *Huiles.* Beurres de coco, de noix. *Crème.* *Fromages gras.* Lait (dom.). *Fruits huileux: noix, amandes, etc.* Viande mi-grasse. Œuf (dom.). Chocolat (dom.).	Pain (dom.), surtout pain blanc. Légumes secs (dom.): haricots, pois, etc. *Pommes de terre* (dom.). Châtaignes. *Macaroni* et pâtes. *Riz, avoine,* orge, maïs et autres céréales en grains, farines ou semoules. *Biscuits secs.* Légumes frais.	*Miel* et confitures. *Sucre et mets sucrés.* *Fruits secs* : dattes, pruneaux, etc. Fruits frais sucrés (dom.) : raisin, prune, poire, etc. Vin sans alcool (jus de fruits non fermenté). Chocolat. Lait.	Tous les végétaux et notamment : Légumes secs (cellulose indigeste). Tous les légumes frais (cellulose tendre). Tous les fruits frais (cellulose tendre). Pain complet.	Tous les aliments et notamment : *Tous les légumes frais* (dom.), *et principalement les légumes herbacés.* *Tous les fruits frais* sucrés ou acides (dom.). *Pain* (dom.) *et surtout pain complet.* Lait : lait écrémé ; petit lait. Pommes de terre (dom.). Légumes secs. Œuf. Viande.

Dans ce tableau, nous n'avons fait figurer ni les boissons contenant de l'alcool, ni le café et le thé, parce que ce sont des excitants plutôt que des aliments (voir Chap. IV).

groupé les aliments usuels d'après le ou les principes qui caractérisent leur action dans l'économie, d'après la ou les *dominantes physiologiques* de chacun d'eux; lorsqu'il y en a plusieurs, les principales sont désignées par l'abréviation (*dom.*). Dans chaque colonne, les aliments sont classés en commençant par celui qui, dans un régime bien compris, renferme le plus d'albumine, de graisse, d'amidon.., et finissant par celui qui en contient le moins (1). Enfin, nous avons souligné les aliments qui ont le plus d'importance dans l'alimentation rationnelle de l'homme adulte.

Ce tableau doit être lu attentivement sous peine de ne pas nous comprendre, lorsque nous parlerons d'amidon au lieu de pain, par exemple.

10. *Déductions pratiques.* — Ce tableau nous montre que la composition de nos aliments usuels est telle qu'ils forment trois catégories bien distinctes :

1° *Viande, œuf et fromage,* presque exclusivement formés d'albumines et de graisses; — 2° *Lait,* composé d'albumine, de graisse, plus un peu de sucre, des sels minéraux et de l'eau ; — 3° *Aliments tirés du règne végétal,* composés d'albumines, de graisses, et (en abondance) d'amidons, de sucres, de sels minéraux et d'eau, sans compter la cellulose.

L'expérience ayant prouvé que l'homme ne s'entretient en bon état de santé et d'activité qu'avec un régime renfermant tous les éléments fondamentaux de l'alimentation, on conclura de cette classification : que le régime carné est une erreur au point de vue physiologique;

(1) Pour faire ce classement, nous nous sommes basé sur la proportion d'albumine, d'amidon... contenue, non dans 100 gr. de chaque aliment, mais dans la quantité qu'on en mange habituellement à un repas ou dans une journée (Voir tableaux II et III).

que le régime lacté absolu ne peut être qu'une nourriture d'exception ; *qu'une alimentation rationnelle doit être ou mixte ou végétarienne*. Théoriquement, elle pourrait même être végétalienne ou fruitarienne : mais, pratiquement, le régime exclusif des végétaux ne convient pas à la généralité des hommes.

A remarquer aussi dans ce tableau l'énumération des aliments azotés. On est habitué à considérer les viandes rouges ou blanches comme le prototype de ces aliments et à croire qu'elles sont seules de leur espèce. Or, la chimie nous montre que le pain, les légumes secs, les fromages, le lait et les œufs, sont azotés autant et parfois plus qu'elles. Faire maigre avec un poisson (qui est de la viande), un plat de lentilles et un morceau de fromage, constitue donc un régime beaucoup plus azoté que de déjeuner d'un hors-d'œuvre et d'une côtelette aux pommes, avec fruits au dessert. De même, c'est une erreur de croire que l'on supprime la viande le soir en substituant, à souper, des œufs au rôti : on ne la supprime pas, on la remplace par un autre azoté, ce qui ne revient pas du tout au même dans le traitement de nombreuses maladies.

11. *Valeur énergétique des principes alimentaires*. — Des six éléments qui entrent dans la constitution de nos aliments, trois seulement sont susceptibles de se brûler dans l'organisme et de nous fournir ainsi de l'énergie ; ce sont les *albumines*, les *graisses* et les *hydrates de carbone*. Quant aux sels minéraux, les découvertes récentes ont démontré qu'ils interviennent dans la production de l'énergie autrement qu'en se brûlant, et qu'ils jouent un rôle capital dans les phénomènes vitaux. De même pour l'eau et les ferments que nous ingérons en même temps que les aliments. Enfin les principes aromatiques contribuent à la digestion de la façon la plus utile.

Devant revenir plus tard sur ces questions, nous ne nous occuperons ici que des trois principes aptes à libérer de l'énergie, en se détruisant dans nos tissus. Lorsque nous avons défini la calorie, nous avons dit que cette énergie est égale à la chaleur que dégageraient ces substances si on les brûlait dans un foyer. En réalité, les aliments ne nous cèdent pas intégralement l'énergie qu'ils renferment : certains d'entre eux se brûlent incomplètement dans nos tissus, et tous laissent dans le tube digestif quelques parcelles qui sont rejetées sans avoir été digérées, donc sans nous avoir profité. De très nombreuses expériences ont été faites pour apprécier ces déchets (notamment par Atwater) : nous en connaissons maintenant l'importance, et les chiffres que nous donnons ci-dessous représentent la valeur *réelle* des principes alimentaires, défalcation faite de tout ce qui n'est pas utilisé par l'organisme.

En se détruisant dans nos tissus, la quantité d'énergie mise à notre service par :

1 gramme d'*albumine* est environ de 4 calories (varie suivant les aliments d'où elle provient de 3,3 à 4,3);
1 » de *graisse* est environ de 9 calories (varie de 8,4 à 9);
1 » d'*hydrate de carbone* est environ de 4 calories (varie de 3,7 à 4,1);
1 » d'*alcool* est environ de 7 calories (varie de 6,8 à 7).

Notons que tous nos calculs ont été faits en tablant sur la valeur réelle des principes alimentaires contenus dans *chaque* aliment; aussi nos chiffres sont-ils toujours inférieurs à ceux des auteurs classiques, qui ont effectué leurs évaluations sans tenir compte des déchets inutilisables ou inutilisés.

III — L'aliment, substance qui nourrit.

12. ***Besoins de l'organisme.*** — Du fait même que nous vivons, nos tissus s'usent d'une façon lente, mais continue ; constamment nous perdons de la chaleur, puisque nous sommes dans un milieu de température inférieure à celle de notre corps ; à chaque instant nous dépensons des forces musculaires, des forces nerveuses. De là quatre besoins primordiaux auxquels les aliments doivent donner satisfaction, sans quoi le mouvement vital s'arrêterait à bref délai.

Au besoin de réparation (ou de construction) des tissus répondent les *albumines*, les *sels minéraux* et *l'eau* (aliments plastiques). Au besoin de chaleur et aux dépenses musculaires répondent les aliments susceptibles de se brûler, c'est-à-dire les *hydrates de carbone* et les *graisses*, accessoirement les albumines qui n'ont pas été employées à la réparation de nos organes (aliments énergétiques). Quant aux forces nerveuses et au travail cérébral, nous expliquerons plus loin comme quoi ils dépendent moins des qualités plastiques ou énergétiques des divers aliments que des propriétés excitantes ou toxiques particulières à chacun d'eux.

Dans le présent chapitre, nous envisagerons l'aliment seulement en tant que *substance qui nourrit*, autrement dit qui entretient nos tissus, notre chaleur et nos forces musculaires.

13. ***Entretien de nos tissus.*** — De ce que nos tissus sont principalement formés d'albumine ; de ce que, d'autre part, un animal meurt si (tout en lui donnant à profusion des hydrates de carbone et des graisses) on le prive d'aliments albuminoïdes, on a conclu que l'albumine est l'élément caractéristique de la matière vivante — ce qui est exact; mais on a conclu aussi qu'elle est le seul principe essentiel à l'entretien de la vie — ce qui est faux.

En effet, l'animal meurt également si on essaie de le nourrir avec des substances renfermant des hydrates de carbone, des graisses et de l'albumine, *mais absolument dépourvues d'eau* ; il meurt encore si on lui donne de l'eau et ces mêmes substances, *mais après leur avoir enlevé leurs sels minéraux*. L'eau et les sels minéraux sont donc aussi essentiels à la matière vivante que l'est l'albumine et, de plus, ces trois éléments sont étroitement solidaires les uns des autres.

14. *Rôle de ces trois éléments.* — Si, en effet, l'albumine forme la substance fondamentale de la plupart de nos tissus, elle est, par elle-même, dénuée de toute faculté d'action : elle possède bien la vie en elle, mais ne peut la manifester que si le minéral vient l'animer; seule, elle est un corps sans âme, un foyer sans étincelle. D'autre part, albumine et minéral ne s'entr'aident et ne se complètent que si l'eau les met dans un état tel qu'ils puissent se souder l'un à l'autre, en vertu de la loi qui régit toute la chimie : « Les corps n'agissent les uns sur les autres que s'ils sont dissous. »

Concluons : *La vie n'est possible que si les aliments nous apportent simultanément des albumines, des minéraux et de l'eau.*

15. *Importance des minéraux.* — Prouvons-le pour les minéraux et pour l'eau. Pour l'albumine, c'est inutile, personne ne contestant son importance dans les phénomènes vitaux. — Nous avons dit que nous ingérons presque tous les minéraux sous forme de sels; pour simplifier la question, nous étudierons l'action des principes qui les constituent, des bases d'un côté, des acides de l'autre.

La digestion est impossible sans chlore, sans soude et sans chaux. Impossible le travail musculaire sans les sels de potasse et de fer, sans d'autre part l'acide phosphorique et la magnésie. Impossibles aussi le travail cérébral et la reproduction sans acide phosphorique et magnésie. Impossible l'élimination des poisons de l'organisme sans les sels minéraux en général et la soude en particulier. Impossible enfin la croissance sans notamment l'acide phosphorique et la chaux qui nourrissent les os et leur donnent de la solidité.

En somme, il n'est pas une de nos fonctions qui n'ait besoin de plusieurs principes minéraux pour s'accomplir correctement. Depuis longtemps les éleveurs s'en étaient rendus compte et savaient qu'une nourriture fortement minéralisée favorise la croissance des animaux jeunes, donne de la force aux adultes, et confère aux uns et aux autres une grande résistance à toutes les causes d'affaiblissement ou de maladies (Pagès). Faut-il rappeler aussi l'usage si répandu maintenant en agriculture des engrais chimiques, qui ne sont autre chose que des phosphates et des nitrates de potasse, de chaux et de magnésie? Partout le minéral fait surgir la vie et en multiplie la puissance (Gaube, du Gers).

16. ***Minéraux rares.*** — Nous venons de citer les minéraux qui abondent le plus dans le corps humain, mais on y rencontre aussi des traces de manganèse, d'iode, d'arsenic, de cuivre... De ce qu'ils sont en quantités infimes, il n'en faudrait pas conclure qu'ils ont un rôle insignifiant. Le manganèse, par exemple, active étonnamment les combustions: l'iode et l'arsenic exercent une influence considérable sur le mouvement vital. Ces derniers s'accumulent en particulier dans la thyroïde ; or, l'individu chez qui cette glande s'atrophie, cesse de grandir s'il est enfant, et s'il est adulte souffre de mille troubles bizarres (fatigue continue, torpeur intellectuelle, frilosité excessive, douleurs de tous genres...). Il semble vraiment que, dans l'organisme de l'homme, comme dans la nature, *les minéraux les plus rares sont les plus précieux.* D'où la nécessité de varier le plus possible notre nourriture, de ne pas en nous tenir toujours à la viande, au pain et aux pommes de terre, mais de donner place à toutes les céréales et aux innombrables légumes et fruits qui puisent directement dans la terre les minéraux rares dont nous avons besoin.

17. *Importance de l'eau.* — L'eau a des fonctions multiples. Formant la partie liquide du sang qui constamment circule dans tous les recoins de l'organisme, elle porte aux tissus les aliments qui leur sont nécessaires ; en même temps, elle les lave et entraîne les déchets qu'ils fabriquent vers les organes chargés de les rejeter au dehors. En outre, elle pénètre dans l'intimité même de ces tissus, et là intervient dans tous les actes physiques ou chimiques qui entretiennent la vie.

Sa solidarité avec les autres éléments constitutifs de la matière vivante est surtout évidente pour les sels minéraux. Les découvertes de Le Bon nous ont appris que la matière brute, minérale, recèle une énergie d'une formidable puissance, mais qui ne se manifeste que quand cette matière est divisée en parcelles infinitésimales. Or, l'eau a précisément pour résultat de dissocier les minéraux en particules infimes, et il est vraisemblable (pour ne pas dire certain) que c'est cette extrême division qui les rend capables de se souder à l'albumine et de la faire sortir de son inertie. De sorte que *si la matière vivante vit, c'est seulement grâce au double concours du minéral qui anime l'albumine et de l'eau qui vivifie le minéral.* Nouvelle raison pour introduire dans notre alimentation des légumes et des fruits, particulièrement des légumes et des fruits frais, attendu que de tous les aliments ce sont, avec le lait, ceux qui renferment la plus grande quantité d'eau et, ce qui est mieux, d'eau naturellement minéralisée, d'eau « vivante ».

18. *Entretien de la chaleur et de la force musculaire.* — De même que dans les machines industrielles, dans la machine humaine les mêmes aliments sont aptes à fournir soit de la chaleur, soit du travail. Pourtant certains d'entre eux sont plutôt des aliments de travail (*les hydrates de carbone et l'albumine*), d'autres plutôt des aliments de calorification (*les graisses*). Enfin l'*alcool* et les *boissons alcooliques* (notamment le vin et les liqueurs) agissent uniquement sur la calorification et sont absolument impropres à nous donner l'énergie que nous employons pour nous mouvoir et pour travailler; malgré cette propriété calorifique incontestable, l'alcool est surtout un excitant et nous n'en parlerons que dans le chapitre suivant.

19. *Aliments du travail musculaire.* — Ce travail est produit par les grosses masses charnues fixées sur le squelette et qui, en se contractant (en se raccourcissant) impriment à nos membres les mouvements nécessaires à l'accomplissement de tous les travaux de la vie courante. Chauveau a démontré que dans leurs contractions nos muscles ne consomment qu'un seul aliment.

une sorte de sucre appelé *glycose*. Cette glycose en se brûlant libère de l'énergie, dont une partie revêt la forme d'énergie mécanique et est employée par les muscles pour exécuter les mouvements, et dont l'autre, (la plus grosse), prend la forme d'énergie thermique ; c'est ce qui explique pourquoi nous nous échauffons dans tout travail physique un peu actif.

Or les aliments les mieux aptes à se transformer en glycose sont les hydrates de carbone ; *les sucres, les amidons et la cellulose sont donc les aliments types du travail musculaire*. Cette transformation s'effectue dans le tube digestif (voir chap. V), mais avec une facilité et une rapidité plus ou moins grandes. C'est seulement après avoir été ainsi métamorphosés que les hydrocarbonés passent dans le sang et vont se constituer en réserves dans les muscles et le foie, comme nous l'avons expliqué plus haut [**3**] (1), à moins que, l'organisme étant à court, ils ne soient immédiatement détruits pour subvenir aux besoins musculaires.

Pour les *sucres*, la transformation en glycose est très facile. Avec quelques aliments, elle n'a même pas à se faire, attendu que le sucre y est en majeure partie à l'état de glycose ; il en est ainsi pour le miel, les fruits sucrés et les vins sans alcool. Aussi ces aliments conviennent-ils tout particulièrement au travail rapide, par exemple, aux sports de vitesse.

Les *amidons* sont plus lents à se convertir en glycose, car leur digestion peut se prolonger 8 ou 10 heures et plus. Il en résulte qu'ils ne « débitent » la glycose que fraction par fraction, condition éminemment favorable aux travaux soutenus. De fait, l'amidon constitue dans

(1) Les chiffres gras entre crochets renvoient aux numéros d'ordre des paragraphes.

tous les régimes l'*aliment de fond*, auquel on adjoint les sucres pour le travail rapide, les graisses pour le travail lent.

Quant à la *cellulose*, sa métamorphose se faisant encore beaucoup plus attendre, elle est surtout l'aliment des efforts lents, culture de la terre, par exemple, ou terrassement.

Enfin l'*albumine* qui n'a pas été employée à la réfection des tissus donne, comme les hydrocarbonés, de la glycose. Mais c'est un aliment de travail défectueux : 1° parce que, à poids égal, elle fournit moins de glycose que les hydrocarbonés; 2° parce que, en se détruisant dans l'organisme, elle donne naissance à d'abondants déchets toxiques, dont l'élimination se fait difficilement pour peu que nous ayons les reins ou le foie malades.

20. ***Aliments de calorification.*** — Nous connaissons mal le sort réservé aux *graisses* dans l'organisme. Leur transformation en glycose, affirmée par les uns, est niée par les autres. Toutefois, si les démonstrations physiologiques nous manquent, l'expérience pratique suffit pour fixer leurs indications en toute certitude.

Pour le travail, il est certain qu'elles y contribuent, quoique moins activement que les hydrocarbonés (1). Leur digestion est extrêmement lente et, à ce point de vue, elles doivent être rapprochées des aliments cellulosiques (légumes frais et secs), auxquels elles s'associent d'ailleurs merveilleusement dans la cuisine. Comme ces aliments, elles conviennent donc aux travaux de lenteur plus qu'à tout autre.

Mais les graisses se prêtent surtout bien au chauffage

(1) Pour un travail qui s'exécute avec 100 gr. de sucre par exemple, il faut au moins 130 gr. de graisse. (Chauveau.)

de la machine humaine. Pour entretenir notre calorique, ce sont des aliments de choix : 1° parce que, à poids égal, elles nous donnent 9 calories contre 4 pour les hydrates de carbone et les albumines; 2° parce qu'elles ont pour propriété de se déposer de préférence sous la peau, où elles constituent une véritable couverture. Autrement dit : les graisses dégagent au moins deux fois plus de chaleur que les autres aliments et nous préservent efficacement contre le refroidissement; on ne peut souhaiter mieux pour l'hiver.

21. *Aliments de réserve.* — Enfin, les graisses ont une autre qualité d'importance majeure. De même que les hydrocarbonés, elles sont rarement brûlées dès leur arrivée dans le sang; généralement elles vont se mettre en réserve pour les besoins à venir. Or, ces réserves sont de qualité bien supérieure à celles qui se font avec les amidons, les sucres et même les albumines (Pagès) : en cas de disette ou de maladie, elles fondent beaucoup plus lentement et, par conséquent, nous soutiennent pendant de longs jours. Si nous ajoutons à cela que les graisses calment très promptement la faim, nous pouvons caractériser leur action en disant que : *Les graisses nourrissent vite, bien et pour longtemps.* Il est peu d'aliments qui réunissent autant de qualités précieuses; les graisses doivent donc avoir leur place marquée dans une alimentation rationnelle. Nous dirons plus loin (fin du chap. V), comment on peut les faire digérer par la plupart des estomacs.

22. *Aliments d'épargne.* — Ce terme s'appliquait autrefois à certaines substances (notamment café, thé, alcool) qui, endormant en nous le sentiment de la faim, permettent de travailler sans presque manger.

On supposait alors qu'elles détenaient une force particulière qui épargnait les provisions d'énergie emmagasinées dans nos tissus. Depuis, on a reconnu qu'il n'en est rien quand, à l'aide de ces substances, nous travaillons à vide, nous le faisons aux dépens de nos réserves d'aliments énergétiques qui se détruisent, et même très vivement ce sont donc des aliments d'usure et non des aliments d'épargne.

Ne méritent le qualificatif d'aliments d'épargne que les substances qui retardent la destruction de la matière vivante elle-même, autrement dit *de l'albumine* assimilée par nos tissus. Ces substances sont la graisse du lait chez le très jeune enfant ; plus tard, elle est remplacée par les sucres ; chez l'adulte, ce rôle de protection et de conservation échoit aux amidons, du moins chez celui qui travaille de ses mains ; chez l'intellectuel, le sucre est préférable, et il en est de même chez le vieillard et chez le convalescent de tous les âges.

23. *Valeur énergétique des aliments usuels.* — Nous ferons plus loin l'application de ces données générales. Pour clore ce chapitre par une note pratique, nous donnons dans le Tableau II (p. 33) un tracé graphique montrant la valeur *énergétique* approximative d'une portion moyenne des principaux aliments usuels, tels qu'ils sont servis à table, avec leur assaisonnement. Bien que ce tableau ne représente pas exactement la valeur *nutritive* des aliments, puisqu'il montre seulement leur valeur énergétique sans tenir compte de leur valeur plastique, il est suffisant en pratique si la nourriture comprend une quantité convenable d'albumine, de sels minéraux et d'eau.

Dans le Tableau III (p. 34), la valeur énergétique de quelques-uns de ces aliments a été calculée, non plus sur la quantité qu'un homme d'appétit moyen en prend à un repas, mais sur ce qu'il en mange ordinairement *dans une journée,* lorsqu'il suit un régime rationnel : à noter qu'ici les assaisonnements sont comptés à part, ce qui explique les différences existant pour certains aliments entre les chiffres des tableaux II et III.

24. *Déductions pratiques.* — De l'examen de ces deux tableaux résulte : 1° Que le pain, même en quantité modérée, est, dans un régime rationnel, le plus nourrissant de tous les aliments; 2° Que les farineux, les graisses, le sucre et les aliments sucrés sont très nourrissants; 3° Que les fruits et le fromage sont assez nourrissants pour que l'on doive en tenir compte dans la ration de chaque jour; 4° Que le vin a une valeur nutritive assez élevée (mais seulement en apparence, puisque, comme nous l'avons dit plus haut, il ne nous fournit que de la chaleur et pas de travail); 5° Que le lait est peu nourrissant (du moins quand on n'en prend que 250 gr. dans sa journée); 6° De même la viande et les œufs (à raison de 80 gr. de viande ou de deux œufs); 7° Que les légumes frais ne nous nourrissent guère que par l'assaisonnement gras qu'on y ajoute, et le café par le sucre qu'on y met : si les légumes ne nous étaient pas indispensables comme agents de minéralisation, on pourrait les rayer de l'alimentation.

25. *Etablissement de la ration alimentaire.* — Nous verrons plus loin [**110**] que la ration quotidienne d'un adulte n'ayant pas un travail manuel fatigant doit être en moyenne de 2.000 calories, mais qu'elle doit atteindre 3.000 calories et plus, lorsqu'il y a de grandes dépenses musculaires. Le tableau III permet d'établir ces rations de travail sans calculs compliqués : par exemple,

Tableau II. — ***Valeur énergétique d'une portion moyenne des aliments usuels, tels qu'ils sont servis à table*** (1).

Lait sucré, 250 gr.	220 cal.
Une raie de chocolat de 30 gr.	140 cal.
Pain, 100 gr.	260 cal.
Une assiettée (250 à 300 gr.) de soupe : au lait	220 cal.
Une assiettée (250 à 300 gr.) de soupe : maigre (avec beurre 10 gr.)	170 cal.
Une assiettée (250 à 300 gr.) de soupe : grasse	100 cal.
3 grandes cuill. (2) de légumes secs en grains (avec beurre, 10 gr.)	310 cal.
3 grandes cuill. de pommes de terre riz ou macaroni (avec beurre, 10 gr.)	200 cal.
3 grandes cuill. de légumes frais : épinards, carottes (avec beurre, 10 g.)	150 cal.
1 portion de salade (avec huile, 8 gr.)	90 cal.
Viande mi-grasse, grillée ou rôtie, 80 gr. (avec beurre, 5 gr.)	200 cal.
Poisson, 100 gr. (avec beurre, 5 gr.)	160 cal.
2 œufs à la coque	150 cal.
La moitié d'un petit-suisse, 40 gr.	160 cal.
Un morceau moyen de fromage, brie, gruyère, 30 gr.	100 cal.
5 grandes cuill. de lait caillé, 100 gr.	70 cal.
6 noix sèches, 50 gr. avec les coquilles.	180 cal.
6 figues sèches, 60 gr.	150 cal.
3 petites cuill. miel ou confitures, 50 à 60 gr.	170 cal.
Fruits secs cuits : 6 pruneaux, 60 gr.	180 cal.
Fruits frais : raisin, poire, 200 gr.	120 cal.
Une portion moyenne de gâteau de riz, 120 à 140 gr. (3)	320 cal.
Une portion moyenne d'œufs au lait (120 à 140 gr.)	260 cal.
Biscuits secs : 5 petits-beurres, 50 gr.	200 cal.
Pain d'épice, 50 gr.	180 cal.
Un grand verre de vin sans alcool, 180 gr.	110 cal.
Un grand verre de vin ordinaire, 180 gr.	110 cal.
Un petit verre d'eau-de-vie, 20 gr.	60 cal.
Une tasse de café (avec sucre, 15 gr.)	80 cal.
2 morceaux de sucre moyens, 15 gr.	60 cal.

(1) Pour le détail de la composition de ces aliments, voir Tableau V, à la fin du volume.

(2) Par grande cuillerée, nous entendons une cuiller à soupe pleine, mais non comble, telle qu'on la remplit naturellement en servant à table.

(3) Gâteau fait avec : riz, 25 gr. ; lait, 150 gr. ; sucre, 20 gr. ; œuf, 20 gr. ; beurre, 4 gr.

Tableau III. — *Valeur énergétique des principaux aliments que l'on peut consommer dans une journée, en allant du plus au moins nourrissant.*

Pain, 250 gr. (pour la journée).. Farineux (à midi) et soupe (le soir).	650 cal.
Farineux (à midi) et soupe (le soir).	300 cal.
Graisses d'assaisonnements, 40 g. (pour 2 repas).............	300 cal.
Sucre, 30 gr. (pour lait et café) et confitures, 50 gr. (pour 1 repas).	290 cal.
Fruits, 400 gr. (pour 2 repas)..	240 cal.
Vin, 330 gr. (pour 2 repas)....	220 cal.
Fromage, 60 gr. (pour 2 repas).	200 cal.
Lait 250 gr. (le matin)........	170 cal.
Viande mi-grasse, 80 gr. (à midi).	160 cal.
Légumes frais (aux 2 repas)....	150 cal

Ces aliments étant destinés à être brûlés dans le corps humain, peuvent être représentés par des briquettes de charbon ayant respectivement le volume des figures ci-dessous.

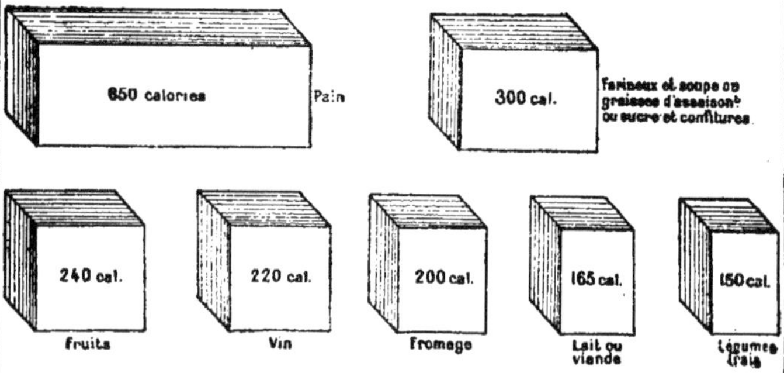

Fig. 1. — Comparaison de la valeur énergétique des principaux aliments.

en doublant d'une part le pain, et d'autre part les graisses d'assaisonnement (pour les travaux lents) ou les aliments sucrés (pour les travaux de vitesse), on obtient environ 1.000 calories de supplément, — et on les obtient à très bon compte.

26. *Valeur vénale des aliments usuels.* — En effet, les quatre premières catégories d'aliments du tableau III, c'est-à-dire le pain, les farineux usuels (pommes de terre, légumes secs, riz, macaroni, pâtes alimentaires, biscuits secs), les graisses d'assaisonnement (lard, saindoux, beurre, huile), le sucre et le miel ou les confitures, sont parmi les aliments ceux qui nous fournissent le plus d'énergie pour le moins d'argent : les 100 calories coûtent *2 centimes au plus pour le pain, les légumes secs, le sucre et le saindoux,* de 3 à 5 centimes pour les autres aliments que nous venons d'énumérer ; le lait, les viandes de 2e et 3e catégories et certaines charcuteries, sont également assez économiques (voir tableau VI à la fin du volume). Ces considérations ont leur importance pour les classes laborieuses, où les dépenses d'alimentation absorbent, d'après Landouzy, la moitié des salaires.

IV — L'aliment, substance qui excite et empoisonne.

27. *Définition de l'excitation.* — En expliquant, dans le chapitre précédent, comment est constituée la matière vivante, nous avons dit que l'albumine qui possède en elle le principe de la vie, reste inerte tant que les minéraux et l'eau ne viennent pas la sortir de sa torpeur. Ces substances agissent à son égard comme des

« excitants » : ils la forcent à entrer en activité, et le résultat de cette activité est la mise en œuvre des aliments qui font fonctionner la machine humaine. En dernière analyse, les excitants sont donc la cause première de la vie.

Mais, si les minéraux et l'eau sont les excitants les plus immédiats de la matière vivante, ils sont loin d'être les seuls. Tout ce qui, d'une façon quelconque, agit directement ou indirectement sur elle de manière à modifier l'équilibre de ses molécules, constitue pour nous une *excitation.* A ce titre, les aliments sont, au premier chef, des excitants; l'air, la lumière, la chaleur ou le froid... et tous les agents du milieu dans lequel nous évoluons, produisent également en nous des excitations qui nous serviront d'exemples, parce qu'elles sont connues de tout le monde.

28. *Effets des différentes excitations.* — Les excitations ont des effets très différents suivant leur intensité. — *Faibles,* (excitations par l'air, la lumière), non seulement elles créent la vie et l'entretiennent, mais encore elles augmentent insensiblement nos forces, notre résistance; en un mot, *elles sont toniques.* — *Fortes,* (excitations par un froid vif), elles nous rendent immédiatement plus forts, plus alertes; à un degré de plus, elles déterminent en nous un impérieux besoin d'agir; en d'autres termes, *elles sont « excitantes » au sens qu'on attache communément à cette expression.* Or, il est à remarquer que agir, travailler, c'est dépenser et que toute dépense aboutit plus ou moins vite à la fatigue; que, d'autre part, si, pour dissiper cette fatigue, nous avons de nouveau recours aux excitations fortes, nous usons notre organisme lentement mais d'une façon irrémédiable. Bien souvent donc *les excitations fortes nous conduisent à la* *fatigue et à l'usure prématurée*, par conséquent abrègent la vie au lieu de l'entretenir. — *Trop fortes* (excitations par la chaleur torride, le froid glacial), elles nous abattent ou nous paralysent ; *elles sont déprimantes;* elles peuvent même nous tuer ; elles abolissent la vie momentanément ou définitivement.

29. *Entretien de la vie.* — Physiologiquement, il est reconnu que les excitations les plus favorables à l'entretien de la vie sont les excitations faibles, variées, s'exerçant sur une grande étendue de notre corps et se répétant d'une façon à peu près continue (Féré) ; telles celles de l'air, de la lumière, de la chaleur et du froid modérés.

30. *Excitations par les aliments.* — L'excitation provoquée par les aliments produit des effets identiques à ceux que nous venons de décrire pour les excitations par l'air et les autres agents atmosphériques ; ils sont même plus nets, attendu que les aliments pénètrent dans la profondeur de l'organisme au lieu de limiter leur action à sa surface. Comme, avec les aliments, les effets de l'excitation se juxtaposent à ceux de la toxicité, nous les étudierons ensemble, après avoir dit sommairement comment sans cesse nous nous empoisonnons et nous désempoisonnons.

31. *Poisons de l'organisme.* — Les poisons de l'organisme se forment à deux sources : 1° Ils résultent du jeu même de la vie, du fonctionnement et de l'usure de la matière vivante. En effet, le liquide extrait des muscles (le suc ou jus de viande) est toxique au point de tuer un animal à qui on l'injecte à la dose de 3 à 5 cc. par kilogramme. C'est la principale raison sur laquelle s'appuient les végétariens pour proscrire de leur régime tout ce qui a eu vie; 2° Ces poisons nous sont apportés tout formés par les aliments (notamment par la viande, pour les motifs que nous venons d'invoquer), ou naissent dans le tube digestif au cours des fermentations qu'y subissent lesdits aliments.

Parmi ces poisons, les uns sont nuisibles par leur toxicité même, les autres simplement parce qu'ils sont acides. C'est ainsi que l'albumine, (qu'elle provienne des aliments ou de l'usure de nos tissus), donne naissance en se détruisant dans l'économie, d'une part à des produits d'une toxicité plus ou moins élevée, d'autre part à de l'acide urique et à une quantité appréciable d'acide sulfurique (vitriol) et d'acide phosphorique, ces deux derniers très forts et qui seraient caustiques s'ils n'étaient pas extrêmement dilués.

32. *Défense contre l'intoxication.* — Nous nous défendons contre les poisons nés du mouvement vital: 1° *En les brûlant,* quand ils sont combustibles. C'est en accélérant nos oxydations que l'exercice, poussé jusqu'à l'entraînement, nous désempoisonne d'une façon si remarquable; 2° *En les neutralisant.* C'est ainsi que le foie et la thyroïde agissent à l'égard des toxines provenant de l'albumine. Les produits alcalins dérivés de l'alimentation se chargent d'annihiler les poisons acides; 3° *En les éliminant* par les reins, les voies digestives, les poumons ou la peau.

Quant aux poisons qui sont contenus dans les aliments ou qui se forment par fermentations dans le canal digestif, ils sont pour la plupart arrêtés au passage par les parois de l'intestin ou, un peu plus loin, par le foie. S'ils franchissent ces deux barrières, ils sont, comme les autres, brûlés, neutralisés ou éliminés. Si, enfin, ils ne sont pas détruits ou rejetés au dehors par leurs émonctoires habituels, *ils se déposent* là où la circulation du sang est peu active, de même que quand un fleuve charrie des immondices, ceux-ci s'amoncellent dans les points où le courant se ralentit. C'est par ce mécanisme que le goutteux et les arthritiques s'imprègnent d'acide urique, et que tous plus ou moins nous encrassons notre machine, lorsque notre alimentation est surabondante ou mal appropriée à notre façon de vivre.

33. *Déductions pratiques.* — En somme, l'homme est merveilleusement protégé contre l'intoxication, *mais il ne l'est qu'à la condition que tous ses organes soient absolument sains*. Comme aucun de nous ne peut être certain de se trouver dans ces conditions idéales; comme, d'autre part, les poisons apportés par les aliments ou nés de l'alimentation par fermentations digestives sont très probablement ceux qui jouent le rôle principal dans l'intoxication ou l'encrassement de l'organisme; comme, enfin, il est plus facile de supprimer les poisons partant du tube digestif que ceux que fabrique le mouvement vital, il est de toute évidence qu'une alimentation rationnelle doit, avant tout, se proposer de réduire au minimum l'intoxication par les aliments.

Ces préliminaires étant établis, nous pouvons aborder l'étude des divers aliments, en tant que substances qui excitent et qui empoisonnent.

34. *Alcool et boissons alcooliques.* — L'alcool est le type des substances qui excitent. — *A dose faible*, c'est un cordial qui facilite la digestion et, pour un instant, nous défatigue, relève le courage, dissipe la tristesse ou l'ennui. — *A dose plus forte*, il pousse à l'action, mais à une action désordonnée dans laquelle nous gaspillons nos forces et fournissons un travail qui n'est pas en proportion avec l'effort déployé, (ceci a été prouvé par des expériences mathématiques); l'alcool est donc alors un agent de dépense et, par contre-coup, un agent de fatigue. — *A dose plus forte encore,* il couche son homme sous la table et, pour 24 heures au moins, le rend impropre à tout travail. — *A dose excessive,* il tue.

L'alcool est le type des substances qui empoisonnent, et cela on pourrait presque dire à toutes les doses, car quand il est pris d'une façon habituelle, même sans grand excès, il altère à la longue tous nos organes et particulièrement le foie et les centres nerveux. Si paradoxal que cela puisse paraître, il est moins dangereux d'en user largement une fois en passant que d'en prendre modérément tous les jours. Nous ne voudrions pas qu'on vît là un encouragement à l'ivrognerie : nous voulons seulement faire ressortir que, en faisant de l'alcool un usage journalier, on s'alcoolise plus sûrement qu'en en absorbant une quantité notable une fois par hasard.

35. ***L'alcool, aliment de travail.*** — L'alcool n'est bien supporté que par les ouvriers exécutant des travaux pénibles, au grand air et en particulier dans les climats humides et froids; si chez eux on peut le tolérer (sous forme de vin, cidre ou bière plutôt que d'eau-de-vie), pour tout autre il n'y a que des avantages à perdre *l'habitude* des boissons alcooliques.

Si nous parlons ainsi, c'est qu'il est certain que l'alcool est un mauvais aliment de travail. On croit le contraire parce que son ingestion à dose modérée est promptement suivie d'un regain de forces; mais, nous le répétons, ces forces on les emploie mal et, de plus, sous l'influence de l'alcool, on travaille, non avec l'alcool, mais soit avec les aliments pris en même temps que lui, soit avec les réserves antérieurement accumulées dans l'économie. L'alcool, en effet, ne peut fournir que de la chaleur ou de l'excitation, *c'est-à-dire une force factice*, mais de force réelle, il ne nous en donne pas; sur ce point tous les physiologistes sont d'accord.

36. *L'alcool, aliment cher.* — Enfin l'alcool n'est même pas avantageux au point de vue économique. Comparons-le au sucre, qui le vaut comme aliment de calorification et lui est infiniment supérieur comme aliment de travail musculaire ou cérébral. Un demi-litre de vin ordinaire à 7 % d'alcool, *coûtant 0,25 centimes*, nous donne environ 300 calories :

la même quantité d'énergie 300 (cal.) nous est fournie par	75 grammes de sucre (10 morceaux moyens),	coûtant	0,05 c.
	10 figues sèches de grosseur moyenne (120 gr.)	—	0.10 »
	10 pruneaux (100 gr.) qui, cuits et sucrés,	—	0.12 »
	2 portions moyennes de miel (90 grammes).	—	0.14 »
	2 portions moyennes de confiture (100 gr.),	—	0.17 »

La comparaison lui est tout aussi défavorable si on le rapproche des farineux usuels et des graisses ; en effet, ces 300 calories ne coûtent que 0.05 cent. avec le saindoux (35 gr.) ; 0,10 cent. avec l'huile d'olive (35 gr.) ; 0,12 cent. avec le lard salé (50 gr.); 0,13 cent. avec le beurre (40 gr.), etc.

Concluons : *L'alcool est un aliment de travail mauvais et cher ; c'est un aliment de calorification médiocre et cher.*

Pratiquement et économiquement, les sucres lui sont préférables comme aliments de travail rapide, les graisses comme aliments de travail lent et de calorification. L'ouvrier doit s'inspirer de ces données pour réaliser une alimentation saine, profitable et peu coûteuse.

37. *L'alcool, excitant dangereux.* — Pratiquement, l'alcool n'a de valeur que comme excitant. Mais c'est un excitant difficile à manier, car on dépasse facilement la dose « cordiale » qui tonifie, pour tomber dans la dose « excitante » qui fatigue après nous avoir donné, pour quelques instants, *l'illusion* de la force. De plus, c'est un excitant dont l'usage tourne rapidement à la passion irrésistible. J'en appelle au témoignage non suspect du poète Verlaine, dont on connaît la fin misérable. En 1874, il écrivait à son fils : « Un petit verre d'eau-de-vie, plate mais inoffensive récréation, invite au deuxième qui vous échauffe et au troisième qui vous excite; *le quatrième vous habitue* et, dès lors, c'est la fin de l'homme, dans quelles catastrophes ! »

L'alcool est donc un excitant dangereux, et si nous voulions classer les différentes boissons alcooliques en allant des plus nocives à celles qui le sont le moins, nous aurions : en tête, *les apéritifs*, dans lesquels à l'action de l'alcool concentré s'ajoute celle d'essences formidablement toxiques ; puis, presque sur le même plan, l'eau-de-vie (et même le vin blanc) pris à jeûn, pour « tuer le ver » ; ensuite les liqueurs absorbées à la fin des repas; enfin le vin, le cidre et les bières fortes.

38. *Les boissons dites hygiéniques.* — On s'étonnera sans doute de ce que dans cette classification des boissons nocives, nous ne fassions pas d'exception en faveur des boissons dites hygiéniques. En réalité, nous ne croyons pas qu'un verre de vin soit préjudiciable à un bon estomac ; nous pensons même que les manœuvres qui exécutent de durs travaux en plein air peuvent s'en permettre davantage. Mais nous voulons faire ressortir que ces boissons ne sont hygiéniques *que de nom*, dès que l'on en prend une quantité notable.

Certes, l'ouvrier qui consomme du vin s'adonne moins à la fée verte et aux liqueurs de toutes couleurs, mais il risque quand même de s'alcooliser. En effet, *un litre de vin ordinaire renferme une quantité d'alcool égale à celle qui est contenue dans un grand verre d'eau-de-vie* (1), et, s'il en prend 3 litres dans sa journée, il avale bel et bien l'équivalent d'un demi-litre de cognac. Pour le cidre et la bière, dans les pays de production, le paysan en boit aisément 5 ou 6 litres (et même plus), et c'est encore un demi-litre d'eau-de-vie qui est ainsi absorbé.

Faisons maintenant le décompte de la consommation journalière d'un commerçant mêlé à la vie des affaires, par exemple ; craignant l'apéritif, il est convaincu d'être sobre ; mais, comme les boissons hygiéniques ont la réputation de « ne pouvoir faire du mal quand on n'en abuse pas », il prend :

Une bouteille de vin en deux repas,	contenant	50 gr.	d'alcool *absolu*.
Deux bocks dans l'intervalle,	—	20 gr.	
Un petit verre le soir ou après le café,	—	10 gr.	

soit l'équivalent de 200 gr. (*plus d'un grand verre*) de fine champagne, sur lesquels près des neuf dixièmes proviennent des boissons hygiéniques.

Que conclure de ces chiffres sinon que le mot « boissons hygiéniques » n'est qu'un trompe-l'œil, et qu'il faut apprendre à se méfier d'elles comme de toute autre boisson *alcoolique* ? Certainement, le vin, le cidre et la bière ont quelques qualités nutritives, sont moins excitants et moins dangereux que les eaux-de-vie, les liqueurs et surtout les apéritifs, mais ces boissons ne sont hygiéniques que comparativement aux alcools concentrés que nous venons de dénommer, — et c'est bien relatif quand on songe à la quantité d'alcool dilué qu'elles contiennent.

---

(1) Un litre de vin ordinaire contient 70 gr. d'alcool *absolu*, représentant 175 gr. d'eau-de-vie à 40 % d'alcool. Le cidre et la bière renferment généralement moitié moins d'alcool que le vin.

39. *Café, thé.* — Excitant pour excitant, nous préférons le café ou le thé à l'alcool. Mieux que lui, ces boissons aromatiques, surtout quand on les prend sucrées, facilitent le fonctionnement de la machine humaine et empêchent ses défaillances ; mais, pas plus que lui, elles ne sont exemptes de dangers, si l'on en abuse. Il est même des personnes qui doivent s'en abstenir complètement : tels les nerveux, les gens dont le cœur prend le galop au moindre effort et les enfants. Les faibles devront n'en user qu'avec une grande modération, sous peine de gaspiller le peu de forces qu'ils ont en réserve. Par contre, les sujets de tempérament mou s'en accommodent généralement bien.

40. *Emploi rationnel des excitants.* — Nous venons de déclarer que le café et le thé deviennent dangereux si l'on en abuse. Où commence l'abus ? Pour aucun excitant, on ne peut le dire, même d'une façon approximative ; tout dépend des individus et, pour un même individu, de mille circonstances (âge, genre de vie, état de santé actuel...) ; mais, ce que l'on peut affirmer, c'est que, pour tous les excitants, il n'y a de l'usage à l'abus qu'un pas, que souvent on franchit sans s'en douter.

Les excitants (les substances à excitation forte) ont, avons-nous dit, pour effet de relever momentanément nos forces ; ils sont le *coup de fouet* qui pousse le cheval dont le pas se ralentit. Or, il est un fait constant et connu de tous : c'est qu'en les faisant entrer dans notre alimentation journalière, nous devenons de moins en moins sensibles à leur action. Il en résulte que, le jour où nous avons à donner un *coup de collier*, nous sommes obligés d'augmenter leur dose habituelle pour obtenir la stimulation dont nous avons besoin. Dans ces conditions, il est difficile de ne pas aboutir à l'abus et, en effet, presque toujours on y glisse insensiblement.

Une autre conséquence de l'usage journalier des excitants est que nous arrivons promptement à ne pouvoir nous passer d'eux, et que, quand ils sont ainsi devenus nécessaires à la marche de notre machine, l'homme est toujours, physiquement, intellectuellement et moralement, au-dessous ou au-dessus de ses forces — au-dessous, avant leur emploi; au-dessus, après, mais d'une façon tout artificielle ; — vraiment fort et « maître de soi », il ne l'est jamais.

En somme, ce qui est condamnable dans l'usage des excitants, ce ne sont pas les excitants eux-mêmes, mais l'*habitude* des excitants. Logiquement, pour en avoir les avantages sans les inconvénients ou les dangers, leur emploi devrait être réglé par cette formule : *Pas de coup de fouet sans coup de collier*; alors la moindre dose suffirait pour nous permettre de faire face aux exigences de la vie, et nous ne risquerions pas de tomber dans l'abus.

Ces conclusions s'appliquent non seulement à l'alcool, au café, au thé (et autres boissons ou drogues excitantes, comme la kola et la coca), mais aussi aux condiments et même, dans une certaine mesure, à la viande.

41. *Condiments.* — Par condiment, on entend généralement tout ce qu'on ajoute aux aliments pour en relever la saveur. Le sucre et les graisses remplissent bien cet office dans la cuisine; mais, comme ils agissent en nous beaucoup plus à titre d'aliments que de condiments, nous ne comprendrons sous cette dénomination que le sel, le poivre, la moutarde, le vinaigre et autres ingrédients de même genre.

Les condiments sont, par excellence, des excitants *digestifs ;* ils stimulent l'appétit et favorisent la digestion des aliments auxquels on les a mélangés. Ce sont, en outre, des excitants *généraux :* c'est ainsi que la privation de sel entraîne chez celui qui y est habitué (mais chez celui-là seulement) une faiblesse musculaire marquée avec paresse de l'intelligence et de toutes les fonctions de l'organisme (Maurel).

Tels sont leurs avantages et, jusqu'ici, on n'a guère vu qu'eux. Pourtant, ils ont des inconvénients, ne serait-ce que de provoquer une véritable irritation des voies digestives, se traduisant par ce que les anciens appelaient du catarrhe. Ils offrent même des dangers, car ils sont toxiques à leur manière. L'irritation qu'ils déterminent dans l'estomac et l'intestin ne s'arrête pas là, elle se propage à tous les organes qu'ils touchent en traversant le corps humain. C'était à prévoir; cependant c'est seulement dans ces dernières années que l'on s'est aperçu que les condiments sont désastreux pour les gens dont le foie ou les reins sont altérés, et il est toute une catégorie de maladies qui sont améliorées, pour ne pas dire guéries, par la simple suppression du sel et des épices.

La stimulation de l'appétit, qui est le propre de leur action, n'est même pas toujours un avantage, car elle incite les bien portants à trop manger, et les conduit tout doucement aux maladies de suralimentation (obésité, goutte, diabète...). Elle ne doit être recherchée que dans certaines affections digestives (hypochlorhydrie), chez quelques convalescents ou chez les nerveux qui ont perdu le goût de la nourriture, peut-être aussi dans les pays chauds où l'appétit languit comme tout le reste.

Mais, hors ces cas, l'homme a tout bénéfice à n'user des condiments qu'avec grande discrétion, surtout aux deux extrêmes de la vie : dans l'enfance, où la propension à manger avec excès est assez naturelle pour qu'on ne fasse rien qui l'exagère; dans la vieillesse, où le foie et les reins sont pour ainsi dire toujours insuffisants dans leurs fonctions d'élimination. Même à l'âge moyen, la logique voudrait qu'il perdît l'*habitude* de saler et poivrer sans raison sa nourriture, car, de même que pour tous les excitants, l'usage des condiments mène fatalement à l'abus. La nourriture doit être fade chez l'enfant; plus tard, sapide et de bon goût; relevée, de haut goût, jamais.

42. *Bouillon; jus et extraits de viande.* — Le *bouillon* se classe naturellement à côté des condiments. Pas plus qu'eux, il n'est nourrissant; l'analyse d'un bol de bouillon gras n'y décèle guère, en effet, que 2 à 3 gr. de matières albuminoïdes et autant de graisse, soit environ 30 à 40 calories, pas davantage. La sensation de réconfort qui suit de très près son ingestion est uniquement due à sa valeur d'excitant digestif et général.

Les indications sont donc à peu près les mêmes que celles des condiments : manque d'appétit, maladies aiguës et convalescences (où il alternera avantageusement avec le lait, alors souvent de digestion difficile). De même que les condiments, il est contre-indiqué lorsque le foie ou les reins sont touchés, non pas tant parce qu'il est irritant que parce qu'il est toxique — et nettement toxique; on le comprendra si l'on veut bien remarquer que le fait de faire bouillir 4 ou 5 heures de la viande dans de l'eau, a pour résultat de dissoudre toutes ses toxines et de les concentrer dans le bouillon. Noter que le dégraissage ne lui enlève rien de sa nocivité; il le rend seulement d'une digestion plus aisée; pour être bien fait, il doit être pratiqué sur le bouillon froid. Lorsqu'on a des raisons pour redouter sa toxicité, mieux vaut le mettre de côté ou le remplacer par le bouillon de légumes, par le pot-au-feu sans viande, dont nous donnerons plus loin la recette [**114**].

Même observation pour les *extraits de viande* dont on abuse tant dans la cuisine d'aujourd'hui, et pour les *jus de viande* qui, s'ils tonifient les rares malades dont le foie et les reins sont sains, empoisonnent incontestablement les autres.

43. *Viande.* — La viande est universellement considérée comme le type de l'aliment nourrissant. Cette réputation repose sur un malentendu ayant son origine dans ce qu'on ne fait jamais la différence entre l'action nutritive d'un aliment et son action excitante.

Répétons-le encore une fois : ces deux actions son essentiellement distinctes. En nous excitant, un aliment nous communique l'impulsion qui nous fait entrer en activité, *mais il ne subvient nullement aux dépenses résultant de cette activité :* il ne les couvre que s'il est en même temps nourrissant.

Or, la viande nous excite indubitablement — nous le prouverons dans un instant ; mais elle nous nourrit d'une façon fort incomplète. Que nous apporte-t-elle, en effet ? De l'albumine et de l'eau, si elle est maigre ; de l'albumine et de la graisse, si elle est grasse ; mais des sels minéraux et des hydrates de carbone très peu, c'est-à-dire très peu des principaux éléments qu'emploie la machine humaine pour entretenir son activité. Si, après un repas de viande, nos forces se relèvent, la cause en est donc dans son action excitante; mais, si elles se maintiennent, si nous *continuons* d'agir, c'est grâce surtout au pain et aux aliments plus nourrissants qu'excitants dont nous accompagnons la viande.

Ne nous y trompons pas ; *la viande est plus excitante que nourrissante :* de plus elle est toxique. Étudions-la sous ces différents aspects.

44. *La viande, aliment excitant.* — La viande est un puissant excitant digestif. Tous les jours, on en a la démonstration en clinique. Elle réveille l'appétit, l'entretient et même l'exagère, en stimulant les fonctions de l'estomac (elle est *apéritive*); elle se digère aisément et vite (elle est très *digestible*); elle rend la digestion des aliments pris en même temps qu'elle plus facile, plus rapide et plus complète (elle est *digestive*). La viande nous incite donc à prendre beaucoup d'aliments et nous permet de les assimiler; *elle pousse à la suralimentation.* — Détail important. La viande, quand on en mange sans excès, se digérant entièrement dans l'estomac et l'intestin grêle, son excitation ne s'exerce pas sur le gros intestin, c'est-à-dire sur la partie du tube digestif chargée d'évacuer les déchets de l'alimentation : aussi, *elle constipe.* 50 gr. de viande suffisent pour « boucler » certains sujets particulièrement sensibles (Mathieu). Il en est ainsi surtout avec les viandes de boucherie grillées ou rôties : suivant la remarque de Pagès, l'association Viande rôtie, Pain blanc, Vin rouge, mériterait d'être appelée la « triade constipante ».

La viande est, d'autre part, un excitant général. *On ne s'en rend pas compte lorsqu'on en mange tous les jours* : mais la preuve qu'il en est bien ainsi, c'est que, s'ils la suppriment tout d'un coup, la plupart des gens manquent du ressort, de l'entrain, (autrement dit de l'excitation impulsive) dont ils jouissent ordinairement. Ici encore, ce sont les viandes de boucherie ou de basse-cour et le gibier (ce que l'on appelle communément la viande) qui ont l'action la plus énergique. Si les personnes qui, habituées à la viande, font maigre le vendredi, se sentent ce jour-là moins vaillantes et ont une digestion laborieuse, la raison en est, en partie, dans ce que le poisson ou les œufs qu'on lui substitue, ne la remplacent ni comme excitant digestif, ni comme excitant général ; ils ne la remplacent que comme aliment azoté.

L'usage constant de la viande a donc, il faut le reconnaître, comme conséquence de nous amener à ne pouvoir ni bien digérer, ni bien travailler de nos muscles ou de notre cerveau, sans l'aide de la stimulation qu'elle imprime à tout notre organisme. C'est un inconvénient qui, à lui seul, suffirait à nous faire condamner *l'habitude* de la viande ; mais il en est un autre plus sérieux, sa toxicité.

45. *La viande, aliment toxique.* — Nous avons expliqué comme quoi, chez l'animal, le jeu de la vie engendre des poisons variés [**31**]. Toutes les viandes sont donc imprégnées de substances nocives, *même si elles sont parfaitement saines*, à plus forte raison si elles proviennent de bêtes malades ou seulement fatiguées. Ces poisons de la viande se multiplient très rapidement après la mort de l'animal ; cependant, dans la pratique, ils passent inaperçus, si notre appareil digestif et nos glandes antitoxiques et éliminatrices s'acquittent bien de leurs fonctions de défense. Mais, que l'un de ces organes vienne à fléchir, l'intoxication n'est plus enrayée. Le seul moyen de prévenir ces défaillances est de leur laisser de temps à autre du repos ; nouvelle raison pour faire en sorte que la viande ne soit pas pour nous une *habitude*, une nécessité.

Nous n'avons jusqu'ici parlé que des poisons apportés par la viande ; il faut savoir qu'elle peut encore nous intoxiquer par d'autres mécanismes : 1° Si la quantité de viande est telle qu'elle n'est pas complètement digérée par l'estomac et l'intestin grêle, son albumine se putréfie très promptement dans le gros intestin et donne naissance à de nouveaux poisons (acides gras volatils, ptomaïnes...)

pour la plupart d'une grande virulence. 2° De l'intestin la viande passe dans le sang. Là, une minime partie de son albumine est fixée par nos tissus : le reste se détruit et laisse, nous le rappelons, comme principaux résidus des acides urique, sulfurique et phosphorique. De son côté, sa graisse produit également des déchets acides en s'oxydant. D'où, au total, une surproduction d'acides, qui, s'ils ne sont pas éliminés au jour le jour ou neutralisés par des aliments alcalinisants (légumes verts et fruits), encrassent peu à peu nos organes ou les durcissent, les sclérosent. Ainsi se réalise tout doucement, *même avec la viande bien digérée*, une sorte d'intoxication chronique que nous ne soupçonnons pas, parce que ses progrès sont infiniment lents, et dont nous ne nous apercevons que quand le mal est irrémédiable.

Nous avons dit de l'alcool que c'est un excitant difficile à manier; nous pourrions le répéter pour la viande, puisqu'avec elle nous sommes constamment à la merci d'une défaillance de nos systèmes de défense. Les végétariens s'exagèrent peut-être ses dangers, mais il est certain que nous devons user d'elle avec beaucoup de ménagement.

46. ***La viande, aliment de travail.*** — Comme l'alcool, la viande n'est bien tolérée que par les individus déployant une grande activité musculaire : l'exercice brûle ses déchets. On aurait tort pourtant d'en conclure qu'elle est un bon aliment de travail. Les expériences d'Ioteyko prouvent, en effet, *qu'avec la viande la fatigue vient plus vite et s'en va plus lentement qu'avec une alimentation d'où elle est exclue.*

A cela, plusieurs raisons. 1° L'albumine et les graisses sont inférieures aux hydrocarbonés comme aliment des contractions musculaires [19]. 2° Les résidus de la viande sont plus toxiques et plus difficilement éliminables que ceux des autres aliments [52]. Or, la physiologie démontre que la fatigue est, non seulement une question d'épuisement, mais aussi (et surtout) une affaire d'intoxication. L'homme dont l'organisme s'encombre de déchets se fatigue très vite, et reste fatigué même après une nuit de bon sommeil. Aussi la « fatigue du lendemain » est-elle une indication à réduire la viande ou à la rayer de l'alimentation. 3° Enfin, les qualités même de la viande font qu'elle est un mauvais aliment de travail. Elle est très digestible et très digestive, ce qui revient à dire qu'elle accélère la digestion ; or, chacun sait que plus vite l'estomac se vide, plus vite les forces nous manquent.

Remarquons toutefois que cette accélération de la digestion est surtout le fait des *viandes maigres* ; elle est beaucoup moindre avec les *viandes grasses* qui, tenant mieux au ventre, sont de ce fait plus favorables aux travaux musculaires soutenus. Comme, en outre, elles sont, à égalité de prix, notablement plus nourrissantes que les viandes maigres, l'ouvrier manuel doit leur donner la préférence ; de toutes facons, il en tirera plus de profit.

47. ***Emploi rationnel de la viande.*** — Hors ce cas spécial, il faut demander à la viande non pas tant de nous nourrir que de nous exciter, lorsque besoin en est. *Comme excitant digestif*, les viandes maigres ou mi-grasses sont indiquées pour les estomacs paresseux, dans les convalescences lentes, ou encore pour les malades qu'on doit momentanément suralimenter. *Comme excitant général*, elles peuvent convenir aux gens menant une vie très active et dans certains travaux manuels exigeant une grande tension nerveuse. Mais il est bon de se rappeler que la viande ne donnera de bons résultats dans ces circonstances que si on l'emploie d'une façon intermittente, car, comme pour tous les excitants, ses effets s'usent avec l'habitude.

Nous ne croyons pas que les bien portants courent grand risque à en manger de temps à autre ; mais doivent s'en abstenir : *en raison de son action excitante*, les nerveux agités, irritables ; *en raison de sa toxicité bien réelle*, les gens qui passent leur vie rivés à une chaise ou un bureau (surtout s'ils ont du catarrhe digestif ou de la constipation), tous ceux qui souffrent de quelque symptôme d'auto-intoxication (fatigue facile et fatigue du matin, mauvais sommeil, oppression ou palpitations de cœur au moindre effort, maux de tête habituels ou migraines, etc.), enfin les enfants jusqu'à 6 ans, et les adultes à partir de 40 ou 50 ans, car il est rare qu'à cet âge les organes de défense, et en particulier les reins et le foie, soient indemnes.

48. ***La viande et le caractère.*** — Nous venons de proscrire la viande chez les nerveux irritables ; c'est qu'elle influe sur le caractère comme sur tout le reste. Le régime carné, affirme le Professeur A. Gautier, « nous rend plus agressifs. plus durs, plus volontaires ». Bien des *enfants difficiles* deviendraient certainement doux et maniables, si l'on voulait comprendre qu'à cet âge le système nerveux est un instrument délicat, qui vibre à l'excès lorsqu'on l'excite mal à propos. Nombre d'adultes aussi ne sont hargneux ou tristes que parce qu'ils abusent de la viande... ou sont constipés : *le caractère reflète la digestion* ; qu'ils se purgent et se mettent au vert, ils deviendront plus sociables.

49. ***Aliments végétaux.*** — Contrairement à l'opinion générale, les aliments tirés du règne végétal sont très nourrissants. Si l'on se reporte au tableau I, on voit, en effet, que ce sont les céréales et leurs dérivés (pain, pâtes...) qui, avec les pommes de terre et autres farineux, nous fournissent *la totalité des amidons* employés par la machine humaine ponr faire du travail musculaire et de la chaleur. Ce sont les fruits et les produits extraits de certaines plantes qui nous apportent *presque tout le sucre* que nous consommons. C'est dans les légumes frais et les fruits que nous trouvons *la majeure partie des sels minéraux et de l'eau « vivante »* nécessaires à l'accomplissement de toutes nos fonctions. Seuls, enfin, les végétaux renferment *la cellulose* indispensable à une bonne digestion.

La plupart d'entre eux sont, il est vrai, relativement pauvres en albumine et en graisse, mais il faut remarquer que, chez l'enfant, ces éléments sont fournis par le lait; que, chez l'adulte, ils ne tiennent qu'une place restreinte dans l'alimentation, comparativement aux hydrocarbonés qui constituent la partie la plus importante de notre nourriture; qu'il est, d'ailleurs, facile de les demander au lait, aux dérivés du lait (fromages, beurre) et aux œufs, si l'on croit utile d'en augmenter la proportion [**112**].

Le seul reproche que l'on soit en droit de faire aux aliments végétaux, c'est de ne pouvoir nourrir sous un aussi petit volume que la chair animale. Il y a lieu d'en tenir compte dans les cas où nous avons conseillé l'usage de la viande. Sauf dans ces circonstances, le volume de l'alimentation végétale n'est pas une gêne pour la digestion, si l'on observe les deux principes suivants : 1° S'en tenir aux rations que nous indiquerons plus loin; 2° Ne jamais avaler un aliment sans l'avoir mâché patiemment *et à fond*. Les estomacs délicats peuvent, d'ailleurs, le réduire notablement en employant les produits végétaux concentrés que nous offre le commerce aujourd'hui, ou, lorsqu'ils le digèrent, en donnant une large place au sucre qui, sous un même volume, renferme beaucoup plus d'énergie que la viande la plus nourrissante.

50. *Les végétaux, aliments toniques.* — Au point de vue « excitation », les végétaux sont l'exacte contre-partie de la viande : ils sont plus nourrissants qu'excitants ou, pour mieux dire, les excitations qu'ils déterminent présentent d'autres caractères. *Elles sont faibles :* elles relèvent nos forces moins vivement, ce qui a fait croire jusqu'ici que ces aliments nourrissent peu. *Elles sont variées,* pour cette raison que les principes entrant dans la composition des végétaux sont très différents les uns des autres. *Elles s'exercent sur une grande étendue et se répètent d'une façon à peu près continue,* car la digestion de la plupart des substances végétales, commencée dans la bouche, ne se termine que très loin, dans le gros intestin, et ne s'achève certainement pas dans les 5 ou 6 heures qui séparent nos repas ; avec elles, le travail digestif n'est pour ainsi dire jamais interrompu, et devient la source d'exitations incessantes qui, se répercutant sur tous nos organes, entretiennent en eux l'activité, c'est-à-dire la vie.

De tous les aliments, les végétaux sont ceux dont le mode d'excitation se rapproche le plus de la stimulation douce par l'air, la lumière, la chaleur et le froid modérés (**29**) ; les végétaux ne sont donc pas seulement nourrissants, *ils sont aussi toniques.* De fait, les rares malades dont l'estomac est tellement délabré qu'il ne tolère plus aucun aliment végétal (entéroptosiques au 3e degré) sont extrêmement maigres et ont une vie des plus précaires.

Autre point. Les végétaux ne terminant, pour la plupart, leur digestion que dans le gros intestin, ne constipent pas comme la viande. L'action rafraîchissante de ceux d'entre eux qui sont riches en cellulose et en eau (légumes frais et fruits) est assez connue pour que nous n'ayons pas besoin d'insister.

51. ***Les végétaux aliments antitoxiques.*** — A moins d'avoir poussé dans des terrains d'épandage saturés de gadoue ou d'être altérés, les végétaux ne renferment pas des principes nocifs comme les viandes. Même s'ils sont mal digérés, leurs albumines se putréfient difficilement dans le canal digestif ; les matières toxiques constatées dans l'intestin « dérivent, en effet, presque uniquement de la désassimilation des viandes » (A. Gautier).

Bien plus, dans un régime mixte, les aliments du règne végétal jouent à l'égard des viandes un rôle antitoxique, en entravant leurs putréfactions dans l'intestin et en luttant contre la constipation. Ce sont les amylacés qui remplissent le mieux cet office ; et c'est sur cette propriété qu'est basé le régime de Combe qui, suivant ses propres expressions, « gave systématiquement le malade de farineux, en cinq ou six repas, distribués dans la journée ». Ce gavage n'étant pas exempt d'inconvénients, il nous paraît plus logique de supprimer simplement la viande, quand on a des motifs de la redouter.

Parvenus dans le sang, les aliments végétaux ont des effets différents suivant que leurs déchets de combustion sont alcalins ou acides. — S'ils sont alcalins, ils continuent leur œuvre de désintoxication en neutralisant les résidus acides provenant soit de l'ingestion de la viande, soit de l'usure de nos tissus ; d'où la nécessité des végétaux alcalinisants, *des fruits, des légumes frais et des pommes de terre,* toutes les fois que notre organisme est saturé d'acides (régime carné, surmenage musculaire, tempérament arthritique) ; ces aliments sont essentiellement « dépuratifs ». — Si ces déchets sont acides, comme ils le sont notamment avec *le pain, les aliments sucrés et les graisses*, au contraire, ils nous intoxiquent.

52. ***Les végétaux, aliments toxiques.*** — Il ne faudrait cependant pas s'exagérer la portée de cette intoxication qui est plus théorique que réelle, en raison de l'extrême facilité avec laquelle ces déchets acides s'évadent de l'économie. A l'opposé des résidus de la viande, dont nous avons tant de peine à nous défaire, les produits ultimes de la combustion des amidons, des sucres et des graisses, sont représentés par de l'eau et par de l'acide carbonique, substance *gazeuse* qui, à chaque respiration, s'échappe le plus aisément du monde par les poumons.

C'est seulement quand les combustions sont imparfaites que l'intoxication par les dérivés des végétaux peut se réaliser : une partie d'entre eux se transforme alors, non plus en acide carbonique gazeux, mais en acides lactique, acétique, oxalique... qui, étant liquides, sortent plus difficilement de l'organisme et ajoutent à l'intoxication par les acides urique, sulfurique, etc. Notons que ces combustions imparfaites sont ordinairement la conséquence d'un excès de combustible (nous voulons dire d'aliments) se combinant avec une vie peu active ; sans exercice, la machine humaine « tire » mal, lorsqu'on la bourre. Sur ce point particulier, tout ce que nous avons dit peut se résumer dans cette règle : *Sans travail musculaire, pas d'alcool; peu ou pas de viande* ; *du sucre, des graisses et même du pain, avec modération.* En somme « *Rien de trop* ». Avis aux sédentaires... et aux gourmands. A ce prix est la santé.

53. ***Les végétaux, aliments de travail.*** — En cours de route, nous avons déjà traité cette question;

donnons-en une vue d'ensemble. Les produits végétaux sont doublement des aliments de travail : 1° Par leurs excitations prolongées qui nous tiennent constamment en haleine; avec eux, le « départ » est peut-être moins facile qu'avec la viande, mais, une fois lancée, la machine marche longtemps et sans à-coups; 2° Par la glycose qu'ils fournissent libéralement à nos combustions [**19**].

Pour tous les travaux, l'amidon est l'aliment « de fond ». Pour les travaux musculaires lents et soutenus, lui adjoindre les graisses et les végétaux à cellulose. Pour ceux qui nécessitent de la rapidité, recourir aux sucres; de même lorsque le cerveau travaille plus que les muscles.

Les végétaux sont vraiment les aliments de l'activité musculaire et cérébrale *régulière et durable*; ceux qui donnent au moteur humain le meilleur rendement avec le minimum d'intoxication, donc avec le minimum de fatigue et d'usure.

54. ***Lait et œufs.*** — Pagès a très justement fait du lait et des œufs une classe à part; il les appelle des *aliments de croissance*. Ils ne conviennent, en effet, qu'aux organismes en train de s'édifier ou qui, au sortir d'une longue maladie, ont besoin de se réparer. De plus, ils ne sont bien digérés que par les sujets « jeunes », et par là nous voulons dire dont les organes ne sont pas usés : certains individus restent jeunes jusqu'à la plus extrême vieillesse; inversement, on rencontre quelquefois des enfants qui, issus d'une famille lourdement tarée, naissent vieux et se refusent à digérer le lait dès les premiers mois de leur existence. De même certaines maladies nous mettent momentanément dans l'impossibilité d'assimiler le lait; il en est souvent ainsi dans les affections aiguës pendant toute la période de fièvre. Retenons donc que *le lait ne convient ni à tous, ni à toutes les maladies* ; on le comprendra en étudiant son mode d'action.

55. ***Lait et œufs, aliments sédatifs.*** — Nous avons vu la viande produire sur nous des excitations digestives fortes, les aliments végétaux des excitations faibles ; celles que déterminent le lait et les œufs sont plus faibles encore, tellement faibles qu'elles ne peuvent provoquer le travail de la digestion que chez les sujets dont la sensibilité est ou intacte (comme elle l'est chez la plupart des enfants) ou exaltée par certaines maladies. On s'explique ainsi pourquoi les estomacs paresseux se trouvent si souvent mal du lait ; pourquoi, au contraire, les affections gastriques avec irritation ou inflammation s'en accomodent ordinairement bien. Dans ce dernier cas, le lait et les œufs sont par excellence des aliments « sédatifs ».

Même note pour l'excitation générale : elle est nulle avec le lait. On ne pourrait pas toujours en dire autant des œufs qui sont excitants pour quelques nerveux, surtout quand on les prend à la douzaine, comme on le fait fréquemment aujourd'hui. Ne parlant que du lait, nous dirons donc qu'il est un aliment excellent pour les nerveux irritables qu'il calme, mauvais pour les apathiques et les déprimés qu'il abat.

56. ***Le lait, aliment antitoxique.*** — Il est également excellent pour les malades souffrant du cœur, du foie ou des reins, non plus seulement parce qu'il est sédatif, mais parce qu'il est antitoxique. Lorsqu'il est bien digéré, il opère une désinfection du canal digestif, moins efficace cependant que celle qu'on obtient avec les amylacés ; puis, introduisant dans l'organisme une grande masse d'eau, il lave les tissus de leurs déchets et les entraîne par les voies d'élimination.

Pour tous ceux qui sont en puissance d'autointoxication, le régime lacté strict [**78**] est le remède héroïque ; c'est l'antidote des poisons, des poisons de la viande et de l'alcool surtout. Mais, encore une fois, *il n'est antitoxique que si on le digère* ; sinon, il fermente dans le tube digestif et, comme tous les autres aliments, empoisonne — et cela, plus souvent qu'on ne le croit.

57. *Autre régime antitoxique.* — Lorsque le lait frais ne passe pas, le remplacer par une alimentation végétarienne réglée de la manière suivante : Le matin, lait caillé ou fruits et pain. A midi et le soir, légumes frais, farineux et pain, en quantité raisonnable ; pas de boissons, mais une demi-heure avant ces repas, fruits aqueux ou infusions chaudes bues à petites gorgées. Si la saison s'y prête, faire avec les fraises, les prunes, les raisins... des *cures de fruits* [**91**].

58. *Lait et œufs, aliments de travail.* — Sédatifs comme ils le sont, le lait et les œufs ne peuvent être de bons aliments de travail. D'ailleurs, ils ne nous en fournissent pas les éléments : ils contiennent peu ou pas d'hydrates de carbone, et, si leurs sels minéraux sont propres à construire des tissus jeunes, ils ne le sont nullement à entretenir l'activité d'un adulte. *Ce sont des aliments de repos*, tout au plus bons pour une vie végétative.

Passé l'âge où l'on grandit, le lait et les œufs ne doivent donc entrer dans notre nourriture qu'à titre accessoire en temps de santé. On ne leur donnera une place plus importante que si l'on a des raisons, soit pour augmenter la ration quotidienne d'azote [**112**], soit pour surnourrir passagèrement un organisme épuisé.

Nous disons passagèrement, car c'est, à notre avis, peine perdue que de pousser la suralimentation par le lait ou les œufs jusqu'à engraissement : ces aliments ne donnent. contrairement aux autres substances grasses, que des chairs molles et des graisses molles, qui s'évanouissent à la première occasion. Ils nourrissent, mais incomplètement et mal. Le lait et les œufs sont aliments d'enfants ou de malades, mais non d'hommes ayant le devoir ou l'ambition de mener une vie active.

59. *Caractéristiques des principaux aliments.* — Nous sommes maintenant en mesure de rechercher quelle est l'alimentation qui satisfait le mieux ce quatrième besoin de l'organisme dont nous avons parlé au début du Chap. III, l'entretien des forces nerveuses. Mais auparavant résumons les caractéristiques essentielles des principaux types d'aliments.

L'*alcool* excite fortement ou très fortement (surtout le système nerveux). Donne de la chaleur, mais pas de force musculaire. — En somme, excite presque sans nourrir. Intoxique par usage habituel.

La *viande* excite fortement (surtout les fonctions digestives). Entretient nos tissus. Est un médiocre aliment de travail musculaire, propice à l'effort seulement, mais non à la durée. — En somme, excite plus qu'elle ne nourrit. Intoxique à la longue par usage habituel.

Les *aliments du règne végétal* excitent faiblement mais longuement (tonifient). Entretiennent nos tissus, sont d'excellents aliments de travail musculaire soutenu. — En somme, nourrissent plus qu'ils n'excitent. Désintoxiquent ou n'intoxiquent que par abus avec vie sédentaire.

Les *œufs* et le *lait* excitent à peine (sont plutôt sédatifs). Construisent ou réparent nos tissus, sont des aliments de croissance ou de convalescence. Sont de mauvais aliments de travail musculaire. — En somme, nourrissent mal les adultes et les dépriment. Désintoxiquent, mais à condition d'être bien digérés.

60. *Force nerveuse.* — On peut avoir une musculature d'athlète et cependant manquer de courage au travail et d'endurance, même avec une alimentation très nourrissante. Inversement, on voit des individus au corps grêle déployer une énergie rare ; ils sont tout nerfs, dit-on, et, chose remarquable, souvent ils vivent de peu. A côté de la force musculaire, il est donc une force qui *paraît* ne point dériver de l'énergie que nous cèdent les aliments, et être uniquement subordonnée au fonctionnement de nos centres nerveux ; pour cette raison, on l'appelle la « force nerveuse.

61. *Comment on l'entretient.* — Nous ignorons ce qu'est la force nerveuse dans son essence ; en revanche, nous connaissons parfaitement les conditions qui l'entretiennent ou l'abolissent. Pour qu'un individu *se sente en force*, il faut : 1° que ses centres nerveux soient constamment tenus en éveil par des excitations venant soit de l'appareil digestif, soit des organes qui le mettent en relation avec le monde extérieur (peau, organes des sens), soit enfin de ces centres nerveux eux-mêmes (excitations par la pensée, par le travail cérébral) ; 2° qu'*en même temps* le fonctionnement desdits centres ne soit pas gêné par la présence de poisons dans le sang.

Nous ne pouvons examiner ici ces différentes conditions ; elles varient d'homme à homme. Nous en tenant à celles qui relèvent de l'alimentation, nous ferons seulement remarquer que les substances végétales sont de tous les aliments les mieux aptes à entretenir la force nerveuse : 1° en raison de la lenteur de leur digestion qui multiplie leurs excitations et les prolonge pendant fort longtemps ; 2° en raison surtout de leur toxicité nulle, lorsqu'on use d'elles proportionnellement au travail musculaire.

62. ***Régime mixte ou végétarien?*** Étant donné que les malaises digestifs ou seulement le fait de *se sentir digérer* nous enlèvent une partie de nos moyens, nous devons ajouter que l'alimentation végétale n'influe favorablement sur le dégagement de la force nerveuse que si elle est acceptée sans protestations par l'estomac et l'intestin. Question d'habitude, le plus souvent. Pour s'y adapter progressivement, lorsqu'on est accoutumé à la viande, ne point manger de cette dernière au repas du soir, et, à midi, commencer par un plat de légumes ou de farineux sur lequel s'épuisera la violence de la faim. De cette façon on arrivera, sans s'en douter, à supprimer la viande ou tout au moins à la réduire à un minimum tel que sa toxicité n'entre pour ainsi dire plus en ligne de compte. Pour un adulte *bien portant* ce minimum peut être fixé à 1 gr. ou 1 gr. 50 par kilogr. du poids du corps et par jour.

63. ***Travail cérébral.*** — Le travail cérébral présente les mêmes caractères que la force nerveuse, dont il n'est probablement qu'une manifestation, et ce que nous venons de dire de celle-ci lui est entièrement applicable. A noter en particulier que, pas plus qu'elle, il ne paraît prendre sa source dans l'énergie des aliments : *un cerveau qui pense consomme fort peu de principes nutritifs et,* de plus, *est très sensible aux intoxications.* D'où la nécessité, pour les artisans de la pensée, d'être extrêmement sobres de tout aliment et spécialement de ceux qui sont notoirement toxiques.

64. ***Conclusions générales.*** — A tous points de vue, l'alimentation la plus avantageuse tant à l'ouvrier manuel qu'à l'intellectuel est donc, soit l'alimentation végétale (ou mieux le régime végétarien qui offre plus de variété dans sa composition), soit l'alimentation mixte avec grande prédominance des produits d'origine végétale.

V — Les trois digestions. Associations et incompatibilités alimentaires.

65. ***Traversée digestive.*** — Considérons d'abord la digestion dans son ensemble, celle d'un repas comportant tous les types d'aliments, par exemple. Elle se fait en trois étapes. — 1re étape. De la *bouche*, les aliments sont conduits par un tube étroit, l'*œsophage* (v. fig. 1), jusque dans l'*estomac* ou réservoir gastrique. Là ils séjournent de 1 à 5 heures suivant les aliments et les aptitudes digestives de chacun. — 2e étape. Puis ils passent dans l'*intestin grêle* ou *petit intestin*. Comme sa longueur est de 7 à 8 mètres et qu'ils le parcourent en 4 à 7 heures, on peut dire, qu'ils le franchissent relativement vite. — 3e étape. La majeure partie des aliments a été digérée et absorbée au cours de ce long trajet ; le reste parvient dans la première partie du gros intestin, le *cæcum*. Là, nouvel arrêt de 5 ou 6 heures, pendant lequel se termine l'absorption de tout ce qui est digestible ; ce qui ne l'est pas constitue le bol fécal, lequel s'achemine doucement à travers le *gros intestin* ou *côlon*, et est expulsé au bout d'une dizaine d'heures au moins.

La traversée totale du canal digestif demande donc un jour environ, souvent deux, quand ce n'est pas plus.

D'après R. Gaultier, elle est toujours plus lente avec une alimentation fortement carnée qu'avec une nourriture végétale et grasse. Nous avons déjà dit plus haut que la viande constipe; pourtant elle se digère vite; *rapidité de digestion ne correspond donc pas à rapidité d'évacuation*. On comprendra l'importance de cette remarque en songeant aux conséquences que peut entraîner une stagnation trop prolongée des résidus alimentaires dans le milieu de putréfactions qu'est le gros intestin.

66. *Mécanisme de la digestion*. — La digestion consiste essentiellement en une désagrégation progressive des aliments, qui s'effectue sous la double influence des sucs digestifs et des microbes qu'apportent les aliments ou qui ont élu domicile dans les cavités gastrique et intestinale.

Les *sucs digestifs* sont sécrétés dans la bouche par les glandes salivaires; dans l'estomac et l'intestin par les myriades de glandes microscopiques qui constellent les parois de ces organes. En outre, dans la partie supérieure de l'intestin grêle, débouchent les conduits de deux grosses glandes qui y déversent leurs sucs au moment où les aliments sortent de l'estomac; ces deux glandes sont le *foie* qui sécrète la bile et le *pancréas* qui sécrète le suc pancréatique (v. fig. 2; le foie seul y est représenté; le pancréas est caché derrière l'estomac).

Quant aux *microbes*, leur rôle dans la digestion est discuté. Pour les uns, ils ne seraient que des hôtes malfaisants; pour les autres, ils contribuent à la digestion en aidant les sucs de nos glandes à dissocier les substances alimentaires. De fait, avec une nourriture rigoureusement stérilisée, les animaux meurent 12 fois sur 17 en 3 à 5 semaines (Charrin). Il est infiniment probable que ces microbes si redoutés ne deviennent nuisibles que quand les aliments séjournent trop longtemps dans les cavités digestives et particulièrement dans le cœcum ; ils se multiplient alors à l'infini, au lieu d'être rejetés avec les déjections, et nous intoxiquent en ajoutant les poisons qu'ils fabriquent à ceux qui dérivent des aliments non digérés.

Sucs digestifs et microbes disloquent les aliments par l'intermédiaire de *ferments*, substances que nous ne connaissons guère que par les effets qu'elles produisent. Nous ne signalerons que les principaux. Le ferment de la *salive*, la ptyaline, dissout les amidons et peut à la longue les transformer en glycose. Le ferment du *suc gastrique*, la pepsine, attaque fortement les albumines animales, faiblement les albumines végétales. Le *suc pancréatique* renferme trois ferments : l'un agit sur les amidons, l'amylase ; le second sur les albumines animales et végétales, la trypsine ; le troisième sur les graisses, la lipase. Dans le *suc intestinal*, nous avons des ferments encore plus nombreux : un qui agit sur les amidons non dissous par les ferments précédents ; un autre sur le sucre ordinaire, l'invertine ; un autre sur les albumines, l'érepsine, etc. La *bile* est un liquide excrémentitiel plutôt que digestif ; cependant, lorsqu'elle est absente, la digestion intestinale est gravement troublée. Enfin, *dans le cœcum* se rencontrent encore quelques sucs digestifs, mais les transformations alimentaires y sont surtout le fait des microbes ; ce sont eux notamment qui dissolvent la cellulose sur laquelle les sécrétions de nos propres glandes sont sans action.

Revenons à l'étude de la digestion dans son ensemble, et suivons-la dans ses trois étapes.

67. *Première étape digestive.* — Les anciens, observateurs sagaces, avaient émis cet aphorisme : « *La* *première digestion se fait dans la bouche* ». Plus tard, on crut devoir la transporter dans l'estomac. Aujourd'hui, on tend à localiser tous les phénomènes digestifs dans

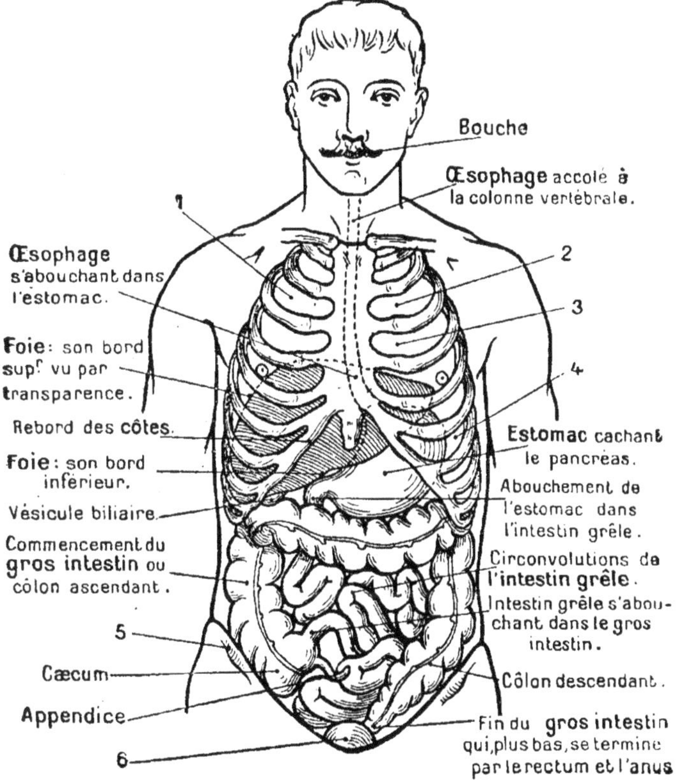

Fig. 2 (demi-schématique). On a enlevé la paroi fermant la cavité abdominale pour montrer son contenu. — 1. Emplacement du poumon droit. — 2. Emplacement du poumon gauche. — 3. Emplacement du cœur. — 4. Emplacement de la rate. — 5. Os de la hanche ou os iliaque. — 6. Vessie.

l'intestin grêle. Au fond, il y a dans chacune de ces opinions une part de vérité.

Dans la bouche, les amidons s'imprègnent de salive et commencent une digestion qui se continue dans la poche gastrique, mais ne fait que s'ébaucher. Dans l'estomac, les albumines animales subissent, au contact de la pepsine, des modifications qui, d'après Cohnheim et Tabler, sont au contraire profondes. Quant aux autres principes alimentaires, ils sont à peine touchés. On peut donc dire que, sauf pour la viande, il n'y a vraiment pas *digestion* dans la première étape de la traversée digestive.

Mais, s'il n'y a pas digestion, il y a *préparation à la digestion*, dans ce sens que la bouche et l'estomac mettent les aliments dans les conditions nécessaires pour être attaqués par les ferments qu'ils rencontreront dans l'intestin grêle. Pour que cette attaque soit rapide et véritablement efficace, il faut : 1° que les substances alimentaires soient extrêmement divisées, réduites en bouillie ; 2° que la température et la concentration de cette bouillie soient voisines de celles des sucs auxquels elle va se mélanger. Quelle est donc respectivement l'œuvre de la bouche et de l'estomac dans la préparation de cette bouillie alimentaire ?

Chez l'homme qui sait manger, nous voulons dire : *qui sait mastiquer*, c'est la bouche qui fait le plus gros travail. C'est, en effet, à la mastication de diviser les aliments en menus fragments, de les retenir assez longtemps dans la cavité buccale pour qu'ils se réchauffent ou se refroidissent, enfin de les diluer en excitant la salivation. Quand on mastique à fond, l'estomac n'a plus qu'à parfaire l'œuvre de la bouche, et il s'en tire à son honneur — c'est ainsi qu'il faut comprendre cet autre aphorisme si vrai : *aliment bien mâché est à demi digéré ;* si, au contraire, on avale « en rond », on impose à cet organe une tâche à laquelle il n'est point destiné, qui l'use rapidement et nous conduit à la dyspepsie.

Les phénomènes successifs de la digestion sont donc les suivants : Pour tous les aliments, *elle se prépare* dans la bouche ; l'estomac complète ce travail préliminaire, y supplée (mais à son détriment) si nous négligeons de mastiquer. En outre, il digère partiellement la viande (1). Pour presque tous les aliments, la digestion *s'effectue* dans l'intestin grêle. Pour quelques aliments, elle se fait ou *s'achève* dans le cœcum.

68. ***Deuxième étape.*** — Passée dans le grêle, la bouillie alimentaire se mélange aux multiples ferments semés sur sa route. Les albumines animales terminent leur digestion (à moins d'être trop abondantes) ; les albumines végétales, à peine effleurées par le suc gastrique, accomplissent la leur. Les graisses s'émulsionnent (se divisent en gouttelettes extrêmement fines) ou se dédoublent. Les amidons et les sucres se convertissent en glycose. Et, en se disloquant, tous les aliments mettent en liberté l'eau et les sels minéraux qui entraient dans leur composition. La cellulose seule résiste. Finalement l'intestin ne contient plus que des dérivés alimentaires de formes très simplifiées et d'espèces peu nombreuses, c'est-à-dire des *albumines* et des *graisses* plus ou moins modifiées, de la *glycose*, des *minéraux* et de *l'eau*, qui pénètrent dans le sang pour y subir le sort que nous savons.

69. ***Troisième étape.*** — Ce qui arrive dans le cœcum n'a donc plus qu'une valeur nutritive restreinte. C'est un mélange d'eau, de sécrétions digestives qui n'ont

(1) De plus, l'estomac absorbe les substances qui, pour cela, n'ont pas besoin d'être digérées (alcool, glycose des fruits et du miel, bouillon...).

pas trouvé leur emploi (bile, mucus...) et de parcelles alimentaires qui n'ont pu être digérées (cellulose notamment). Là, la digestion s'achève; mais comme en ce point les microbes pullulent, il se fait en même temps des putréfactions, très virulentes si des albumines aminales sont parvenues jusque-là. Heureusement, dans les conditions normales, le cœcum absorbe rapidement l'eau et, une fois asséchés, tous ces détritus cessent de fermenter. Enfin, ils se réunissent en une masse qui est évacuée dans les 12 à 15 heures, à moins qu'elle ne s'immobilise dans quelque recoin du gros intestin pendant des jours *ou des semaines*, comme nous en avons souvent vu des exemples dans notre pratique médicale.

70. *Les trois digestions.* — Après cet examen d'ensemble, entrons le détail. Suivant la façon dont ils se digèrent, les aliments doivent être ramenés à trois types : 1° *Aliments carnés* (viandes), à digestion surtout gastrique; 2° *Aliments gras* (graisses, lait et œufs); 3° *Aliments amylacés, sucrés ou cellulosiques* (aliments tirés du règne végétal) — ces deux derniers types ayant une digestion en grande partie intestinale.

Cette étude va nous permettre de mettre en relief ce que nous appelons les **associations et incompatibilités alimentaires**, c'est-à-dire de faire ressortir quels sont les aliments qui s'entr'aident dans leur digestion et ceux qui se gênent mutuellement, qui sont « incompatibles » entre eux.

71. *Digestion de la viande.* — Lorsque nous avons parlé de la viande comme aliment de travail [**46**], nous avons fait remarquer qu'elle n'est digestible et digestive que si elle est maigre ou mi-grasse. Chargée de graisse, elle a des propriétés tout opposées que nous étudierons dans le paragraphe suivant. Ici nous ne parlerons que des viandes maigres.

Ces viandes, nous le savons déjà, sont profondément attaquées dans l'estomac par le suc gastrique, et terminent ordinairement leur digestion dans la partie supérieure du grêle avec le concours de la trypsine pancréatique et du suc intestinal. Nous n'y reviendrions pas si nous n'avions à signaler une particularité qui est la suivante.

Le suc gastrique qui se sécrète à leur arrivée dans l'estomac est proportionnel à la quantité de viande ingérée et, de plus, *est particulièrement riche en acide chlorhydrique*; il suffit, en effet, de supprimer la viande à un repas pour voir cet acide diminuer d'un quart ou de la moitié. Or, l'acide chlorhydrique joue un rôle capital dans le mécanisme de la digestion.

S'il est en quantité raisonnable, il active les digestions gastrique et intestinale, donc la digestion de la viande et des aliments qui l'accompagnent. S'il est en excès (comme il l'est nécessairement avec un régime fortement carné), il apporte au contraire une gêne à la digestion et *surtout à celle des amidons*. Nous verrons plus loin les conséquences à tirer de ce fait.

72. *Digestion des substances grasses.* — A l'inverse des viandes, les *graisses* ralentissent considérablement le fonctionnement de l'estomac. Avec elles, le suc gastrique est rare et pauvre en pepsine et en acide chlorhydrique, *donc impropre à digérer les viandes*; d'où l'intolérance qu'ont nombre de personnes pour les ragoûts et les viandes grasses ou à sauces. En outre, les graisses retardent l'évacuation de l'estomac dans l'intestin : d'où fermentations possibles des aliments sucrés ou acides et des boissons alcooliques. Mais, une fois qu'elles sont parvenues dans le grêle, elles y provoquent un afflux de bile et de suc pancréatique qui les digèrent. La bile, d'autre part, excite vivement les contractions intestinales ; c'est par ce mécanisme que les graisses accélèrent la traversée digestive, au point de constituer de véritables laxatifs, lorsqu'elles sont prises à jeûn ou loin des repas (une demi-douzaine de noix avec pain et beurre au petit déjeuner du matin ; une ou plusieurs cuillerées à bouche d'huile d'olives le soir, deux heures au moins après souper).

Le *lait* a les inconvénients des graisses sans en avoir les avantages. Comme elles, il contrarie (par sa crème) le fonctionnement de l'estomac ; *donc pas de lait comme boisson aux grands repas* (à moins de l'écrémer). Mais il ne purge pas ; au contraire, il constipe, sans compter qu'il dilate l'estomac et les intestins. Encore une fois, le lait ne doit être pour l'adulte qu'un accessoire de l'alimentation en temps de santé, ou un médicament en cas de maladie.

Les *œufs* ralentissent également la digestion gastrique et constipent. Cette dernière influence est surtout manifeste ; mais la première est parfaitement ressentie par certains dyspeptiques. Si donc on veut suralimenter avec les œufs, les donner, comme le lait, en dehors des grands repas [**113**].

73. ***Digestion des substances végétales.*** — Nous connaissons déjà la digestion des substances végétales. Les *amidons* l'ébauchent dans la bouche et l'estomac, la terminent dans le grêle et seulement dans le cœcum quand ils sont engagés dans une gangue de cellulose (légumes secs, pain complet). Les *sucres* se digèrent exclusivement dans l'intestin grêle ; s'ils séjournent trop longtemps dans l'estomac, ils peuvent y fermenter et donner naissance à de l'acide lactique. Même observation pour les *fruits* ; aussi les gens à digestion lente auraient-ils avantage à les manger au commencement des repas plutôt qu'au dessert (Voir chap. VI). La digestion des *légumes frais*, enfin, se fait partie dans le grêle, partie dans le cœcum ; rappelons que, avec les graisses auxquelles ils se marient si bien, ils sont une précieuse ressource pour les constipés.

La caractéristique de ces divers aliments est d'accomplir leur digestion principalement dans la bouche (pour les amidons) et l'intestin, tout en demandant cependant un certain travail de l'estomac. *Ce sont les seuls qui exercent la totalité de nos organes digestifs* et, pour ce fait, ils sont particulièrement recommandables pour les enfants ; car il faut bien savoir qu'on ne fera d'eux des hommes forts que si on développe parallèlement chez eux l'estomac et l'intestin — l'intestin grêle qui digère, et le gros intestin qui nous débarrasse des résidus de la digestion.

74. ***Déductions pratiques.*** — Des diverses associations et incompatibilités alimentaires que nous avons signalées résulte que, pour qu'un repas soit bien digéré, il doit être constitué : soit par de la viande à peu près seule (*régime strictement carné*) ; c'est ce que font les Anglais, qui ont des repas presque exclusivement carnés et d'autres presque uniquement amylacées et gras ou sucrés [**126**] ; — soit par des aliments variés, parmi lesquels la viande n'entre qu'en faible proportion (*régime mixte*) ; — ou mieux par des aliments ayant tous une digestion intestinale, c'est-à-dire par des substances végétales associées aux graisses (*régime végétarien*).

75. ***Alimentation de l'ouvrier*** — Même avec un régime mixte ou végétarien, l'alimentation peut être indigeste si elle est très grasse, en raison du retard qu'apportent les graisses à l'évacuation de l'estomac. Beaucoup de mets d'emploi courant dans les classes ouvrières sont précisément dans ce cas (ragoûts, soupe au choux et au lard, salades de légumes...). Comme, tout en étant très nourrissants et fort économiques, ils sont en même temps d'excellents aliments de travail, il serait fâcheux de les proscrire. On en rendra la digestion moins laborieuse en s'arrangeant de telle sorte qu'ils constituent, avec le pain, l'unique plat du déjeuner ou du dîner ; *moins on fait de mélanges, plus la digestion est rapide et facile* ; c'est ce qu'exprime très heureusement, sous une autre forme, ce vieux proverbe chinois : « Plus on met de plats sur la table, plus il faut prendre de remèdes. »

76. ***Alimentation des dyspeptiques.*** — Cette règle devrait, d'ailleurs, être d'application générale pour tous ceux qui digèrent péniblement, et si nous voulions renfermer en quatre propositions l'hygiène alimentaire des dyspeptiques, nous dirions : 1° Pas de mélanges ; 2° Pas de mets épicés, irritants ; 3° Boire peu, par petites gorgées ; 4° Mâcher beaucoup, par grosses bouchées, et mâcher tous les aliments, même liquides (soupe, lait), surtout le pain et les farineux.

VI — Choix et préparation des aliments.

Nous allons maintenant, pour chaque aliment, résumer succinctement les notions acquises dans les chapitres précédents et fournir les indications nécessaires pour en faire un choix judicieux. Nous les étudierons suivant l'ordre que nous conseillons de leur donner dans le régime des bien-portants, en commençant par les aliments qui peuvent entrer dans la composition de tous les repas, puis en examinant ceux du *déjeuner* (repas du matin), du *dîner* (repas de midi) et du *souper* (repas du soir).

A) Aliments communs à tous les repas.

77. *Pain.* — Très nourrissant ; soutient sans exciter. Pour l'adulte, aliment de travail musculaire et d'épargne par son amidon, aliment plastique par son albumine et ses sels minéraux. Pour l'enfant, aliment de croissance (surtout le pain complet). D'autre part, c'est l'aliment le plus économique. Il s'associe bien aux graisses et aux sucres, mal à une grande quantité de viande.

Pour juger de la valeur d'un pain, il faut connaître le grain de blé. Ce grain se compose : 1° d'une enveloppe de cellulose dure qui, après moûture, donne le son ; 2° d'une amande dont le centre est presqu'exclusivement formé d'amidon, mais dont les couches superficielles renferment en outre des matières azotées (gluten) et minérales, ainsi que des huiles aromatiques et des ferments. Notons l'importance de ces derniers; ils sont destinés à digérer l'amidon, le gluten et les huiles qui nourriront la plante pendant la germination.

D'après cette composition, on conçoit que, suivant les procédés de fabrication de la farine, on aura des pains absolument différents. Trois types principaux : 1° *Pain blanc* (centre de l'amande seulement) ; *l'amidon y domine* ; gluten moins abondant que dans les types suivants ; sels minéraux rares. — 2° *Pain bis*, celui que mangeaient autrefois nos paysans (amande entière) ; moins d'amidon, mais plus de gluten et *surtout beaucoup plus de sels minéraux que dans le pain blanc ;* contient en outre les huiles et les ferments digestifs du grain de blé. — 3° *Pain complet ou de Graham* (amande et enveloppe) ; diffère du pain bis seulement par une *quantité de son plus ou moins considérable.* La farine des pains bis et complet provient généralement des moulins à meules de pierre, celles du pain blanc des minoteries à cylindres.

Si, pour apprécier la valeur nutritive d'un aliment, on ne tient compte, comme on le fait souvent à tort, que des calories qu'il est susceptible de nous céder, tous ces pains sont à peu près également nourrissants. Mais, si l'on fait entrer en ligne leur teneur en albumine *et en sels minéraux,* les pains bis et complet doivent l'emporter sur le pain blanc. L'expérience prouve, en effet, qu'ils soutiennent mieux les forces et entretiennent l'organisme en meilleur état; aussi partageons-nous entièrement l'opinion d'A. Gautier qui pense que le pain trop blanc est une des causes de l'affaiblissement de la santé générale en Europe.

Le *pain complet* (pains Favrichon, Lutèce, Normal... le pain Kneipp contient un peu de seigle) convient particulièrement aux gros mangeurs, aux travailleurs rustiques, à tous ceux qui jouissent d'un estomac robuste, enfin aux constipés. Pour s'y habituer, manger d'abord deux tiers de pain blanc et un de pain complet, et augmenter ce dernier peu à peu. Le tolèrent mal les estomacs irritables, souffrant de pesanteurs, douleurs ou flatulence, les sujets enclins à la diarrhée. C'est, par excellence, le pain « de croissance », en raison de sa richesse en albumine et en sels minéraux et surtout parce qu'il fait travailler et développe merveilleusement l'estomac, l'intestin digérant (le grêle) et l'intestin expulseur (le côlon).

Le *pain bis* (pains de ferme, de munition, pain Schweitzer) devrait être le pain de tous ceux qui, ne pouvant digérer le pain complet, ont cependant besoin de se minéraliser; tels notamment les intellectuels — c'est notre principal fournisseur de magnésie, le minéral de la pensée — les neurasthéniques et les déprimés de toutes catégories, les candidats à la tuberculose... et, d'autre part, les femmes enceintes ou qui nourrissent.

Quant au *pain blanc*, le réserver pour les estomacs délicats, mais se rappeler que, comme la viande à laquelle généralement on l'associe, il constipe. A ces mêmes estomacs conviennent le pain sans mie, les biscuits genre Breakfasts, les biscottes et le pain grillé.

Caractères d'un bon pain bis : couleur bise ou brune, et non pas jaune. Cette teinte peut s'obtenir par des farines inférieures ou impures ; mais ce qui ne trompe pas, c'est son odeur aromatique particulière et sa saveur de noisette qui fait que, quand on y est habitué, le pain blanc semble absolument insipide. Du *pain complet* exiger en outre que les parcelles de son qu'il contient soient très finement divisées. Ces deux pains, toujours plus compacts que le pain blanc, devront être parfaitement cuits et consommés seulement rassis d'un ou deux jours. Les conserver au sec, sinon ils prennent une odeur et un goût d'aigre ou de moisi. On peut facilement les fabriquer chez soi avec les farines bise ou complète qu'on trouve dans le commerce. A leur défaut, manger du pain blanc de ménage, dit pain de seconde qualité. Le *pain blanc*, pour être bon, doit être léger à la main et sonore (il ne l'est que s'il est convenablement levé), bien cuit, avec croûte dorée, épaisse et adhérente à la mie, sèche, croustillante et « fondante » ; sa mie, d'un blanc-jaunâtre très clair, est élastique et ne colle pas aux doigts quand on la pétrit entre le pouce et l'index. Il sera mangé frais (ce qui ne veut pas dire chaud).

Ces trois types de pain — pains bis et complet *rassis*, pain blanc *frais* — sont masticables ; *c'est la première qualité qu'il faut demander d'un pain quel qu'il soit ;* s'il n'est pas réduit en bouillie dans la bouche et parfaitement insalivé, il aigrit dans l'estomac et engendre des dyspepsies rebelles. Donc pas de pain mollet ou mal cuit, pas de croissants, pas de pain de seigle... en un mot, éviter tout pain qui dans la bouche s'agglutine et fait « mastic ». Si, pour une raison quelconque, la mastication de ces pains est impossible, n'employer que la mie rassise ou mieux soit la pomme de terre cuite au four ou à l'étuvée dans très peu d'eau (à recommander aux diabétiques), soit le riz cuit à la vapeur de telle façon que ses grains, tout en étant rendus friables, restent isolés les uns des autres, soit enfin les châtaignes, quand l'estomac les digère.

Dernière remarque. Le pain est très nourrissant. D'après A. Gautier, le Parisien en consomme en moyenne 400 gr. par jour, lesquels représentent au moins 1.000 calories, c'est-à-dire la moitié de ce que doit être la ration d'un adulte d'activité modérée. Pour peu que la table soit plantureuse, forcément on se suralimente avec cette quantité de pain, et comme, en se détruisant dans l'organisme, cet aliment nous acidifie, il nous conduit à l'arthritisme.

Il faut du pain au Français, puisque c'est en lui qu'il puise une bonne partie non seulement de son amidon, mais aussi de son albumine et de ses sels minéraux, mais il n'en faut pas trop. Principal agent du travail musculaire, le pain doit être proportionné à notre activité physique, soit *4 gr. au plus par kilogr. du poids du corps et par jour avec une vie sédentaire*, le double et même le triple avec de grosses dépenses musculaires. Ce chiffre de 4 gr. suppose qu'en même temps que le pain on consomme des pâtes ou d'autres farineux, sinon il doit être augmenté ; on le diminuera, au contraire, si l'on suit un régime très riche en pâtes alimentaires (régime de Combe, par exemple).

78. *Lait.* — Aliment de croissance pour l'enfant. Pour l'adulte — quand il le digère — aliment de réparation (dans les convalescences, chez les débilités) ou médicament dans les maladies chroniques avec intoxication; mais ne doit entrer qu'accessoirement dans sa nourriture en temps de santé, car il engraisse sans donner de force, il ralentit les fonctions digestives et constipe.

Caractères du bon lait. Lorsqu'il ne sert pas d'aliment exclusif, il suffit que le lait provienne de bêtes saines, vivant au pâturage ou dans des étables bien aérées, nourries d'herbe, de foin, de son, de céréales ou de betteraves, mais non de résidus industriels; qu'il ait été trait proprement et qu'il soit consommé peu de temps après la traite. Pour les enfants jeunes, il importe, en outre, que les vaches aient été éprouvées à la tuberculine, car nous ne possédons actuellement aucun moyen de stérilisation absolue. Même pour les enfants, employer toujours le mélange du lait de plusieurs vaches et non celui d'une seule, attendu que son lait peut être malsain alors qu'elle présente les apparences d'une santé parfaite (Moussu).

Quel est le lait qui se digère le mieux? Doit-il être bouilli ou non, chaud ou froid, sucré ou salé? Impossible de formuler une règle, car chacun a sa façon de le digérer. Tout ce que l'on peut dire, c'est que sous forme de soupe ou de bouillie le lait est souvent mieux accepté que pur, surtout quand ces potages ont subi une cuisson longue (une heure au moins) et douce; les appareils à bain-marie sont très pratiques pour ces préparations, et le lait n'y prend pas le goût de cuit. D'autres personnes le supportent mieux écrémé; mais alors sa valeur nutritive est réduite d'un bon tiers; en tenir compte dans le cas de régime lacté exclusif. D'autres, enfin, ne s'accommodent que des *laits aigris* (lait caillé spontanément, Kéfir, Yahourt...). Ces laits apportant en eux des microbes hostiles aux putréfactions digestives, sont à recommander à ceux qui s'empoisonnent par leur intestin. Les consommer de préférence au petit déjeuner ou une demi-heure avant les grands repas, car, pris comme dessert, ils donnent des aigreurs aux dyspeptiques dont l'estomac se vide lentement.

D'ailleurs, quand le lait est mal toléré, il ne faut pas toujours s'en prendre à lui ; souvent la cause en est : 1° dans ce qu'il est bu trop vite : *le lait doit être mâché* [**137**], afin d'arriver par fractions dans l'estomac, sinon il s'y caille en un bloc volumineux qui a grand' peine à passer dans l'intestin et pèse tant qu'il est dans la poche gastrique ; 2° dans ce qu'on l'associe à des aliments qui lui sont incompatibles. Or, si le lait se marie bien au pain et aux farines, il fait mauvais ménage avec tous les autres aliments, même avec le sucre (du moins lorsqu'il est en excès). Donc, quand on a l'estomac délicat, sucrer peu le déjeuner du matin, et, le soir, si l'on sert de la soupe au lait, en manger au besoin deux assiettées, mais s'en tenir là.

Pratique du régime lacté absolu. — Pour un individu de vie modérément active prendre, par jour et par kilogr. du poids du corps, 50 gr. de lait pur, 35 gr. seulement si on le sucre à 60 gr. 1000 (soit 8 morceaux de sucre moyens par litre). Le boire très lentement, une tasse toutes les 2 h. 1/2 ou 3 heures, par exemple à 6 et 9 h. du matin, midi, 3, 6 et 9 h. du soir; se laver la bouche après chaque prise de lait.

Pour ne pas s'en rebuter, le saler légèrement (pratique très recommandable, mais à éviter si reins malades); l'aromatiser avec sucre vanillé ou brûlé (caramel), avec eau de fleurs d'oranger ou de laurier-cerise. L'additionner de thé, café, cacao, d'un peu de kirsch, si les forces défaillent. Si sa digestion est pénible, le couper d'eau de

Vals ou de Vichy, d'eau d'orge, ou substituer au lait pur les laits écrémés ou aigris; pour les estomacs dilatés, le réduire d'un tiers par ébullition lente dans un récipient découvert et le boire chaud. Combattre la constipation par magnésie ou sedlitz, séné, graines de lin... A moins d'indications spéciales, ne pas prolonger indéfiniment le régime lacté absolu et l'alterner avec le régime antitoxique de la page 60.

79. *Boissons.* — En bonne logique, on ne devrait demander aux boissons que d'apaiser la soif; en réalité, la plupart des hommes ne recherchent que leurs effets d'excitation. C'est un penchant très général dont nous avons déjà montré les dangers. Nous n'y reviendrons pas et dirons seulement comment doivent être employées, pour se tenir en force et en santé, les boissons d'usage courant dans notre pays : l'eau, le vin, le cidre et la bière.

L'eau pure et fraiche est le meilleur antidote de la soif. Brillat-Savarin s'en porte garant : « Si l'homme s'en était tenu à l'eau, on n'aurait jamais dit de lui qu'un de ses privilèges était de boire sans soif. » Déshabitué des boissons alcooliques, il arrive rapidement à lui trouver du goût (elle en a réellement, lorsqu'elle est bonne) et à l'aimer.

Peut être considérée comme bonne à boire toute eau limpide et sapide qui, gardée une à deux semaines dans un vase demi-plein mais couvert, reste claire et ne prend aucune odeur. Il est en outre à désirer qu'elle soit « douce », qu'elle cuise les légumes sans les durcir et qu'elle dissolve facilement le savon, sinon elle est souvent lourde à l'estomac et constipe. Remplissent ces conditions la plupart des eaux de source provenant de terrains profonds et soigneusement captées. Les eaux de pluie sont excellentes pour la cuisine. Se défier des eaux de rivière et de puits fréquemment contaminées (fièvre typhoïde...); en cas de doute sur la pureté d'une eau, la bouillir, puis la filtrer afin de l'aérer, ou en faire des infusions avec bois de réglisse, tilleul et menthe (calmants), fleur de reine-des-prés ou feuilles de cassis (anti-arthritiques)..., infusions qui seront bues refroidies et à peine sucrées.

Ces infusions relèvent la saveur de l'eau. Autres procédés : l'additionner de caramel, d'un peu de café ordinaire ou de café de malt (orge torréfiée), d'extrait de malt (bière concentrée), de jus de fruits (citron, orange...) ou de vin sans alcool.

On atteint le même but en y ajoutant une petite quantité de vin ordinaire — *vin rouge*, lorsqu'on a bon estomac, pas de constipation; *vin blanc* dans le cas contraire, ou si l'on veut augmenter les urines; à noter que ce dernier très « neurasthénisant », suivant l'heureuse expression de Pagès, est expressément contre-indiqué chez les nerveux. Ainsi coupé d'eau, le vin n'a pas grand inconvénient, car au total on en boit peu; ne doivent se le permettre à haute dose (un litre au plus : vin rouge de préférence), que ceux qui le dépensent à de gros travaux de force. Enfin, à petite dose et pur, le vin peut rendre service comme tonique : bordeaux rouge et vieux chez les convalescents et les vieillards. Le bourgogne, plus chaud et plus stimulant, convient mieux aux estomacs paresseux, mais est préjudiciable aux arthritiques; de même le champagne.

Quand l'estomac est fatigué, on peut l'exciter doucement par ces mêmes vins, par un petit verre d'eau-de-vie ou de liqueur, ou mieux encore soit par des eaux gazeuses (Saint-Galmier, Pougues... mais pas d'eaux fortement alcalines comme Vals ou Vichy en mangeant), soit par des infusions chaudes d'anis (stimulant) ou de camomille (antispasmodique) prises à la fin du repas. Mais ces stimulants doivent être abandonnés dès que la digestion est régularisée, car, si l'on s'y habitue, ils ne procurent plus aucun soulagement le jour où l'on a besoin d'eux.

Les glaces et les boissons glacées prêtent aux mêmes considérations. En thèse générale, il faut boire frais et non froid. Seuls les rhumatisants de l'estomac ou de l'intestin ont avantage à boire chaud pendant tout le repas.

Le *cidre* n'est bon que dans les pays de production, et encore ne l'est-il vraiment que dans les quelques mois qui suivent sa fabrication. En effet, lorsqu'il vieillit, il devient acide, s'il est faible ; s'il est fort, il devient « dur », se charge d'alcool et, dans les deux cas, irrite l'estomac.

La *bière* n'est acceptable, comme boisson de table, que si elle est faible, non aigrelette et jeune ; or, on ne la trouve telle que dans les pays où elle se fabrique. Partout ailleurs, elle est toujours plus ou moins riche d'alcool et d'acide carbonique (souvent aussi d'acide salicylique) qui entravent la digestion ; aussi ne doit-elle être bue qu'entre les repas. Faible ou forte, elle désaltère mal, ce qui entraîne à en abuser ; d'où dilatation de l'estomac, mauvaise graisse, alourdissement du corps et de l'esprit.

B) **Aliments du déjeuner** (*repas du matin*).

Nous réservant d'énumérer, quand nous traiterons de la composition des repas [**128**], les différents aliments qui peuvent servir de petit déjeuner, nous ne parlerons ici que du thé, du café et du chocolat, sans revenir sur leurs contre-indications déjà signalées dans le chapitre précédent [**39**].

80. ***Thé.*** — Très digestible, mais trop excitant, le thé ne convient comme déjeuner qu'aux dyspeptiques, pendant les périodes de fatigue gastrique nécessitant une cure de repos de l'estomac. Le prendre à l'anglaise, très chaud, avec pain grillé et beurré ; y ajouter un œuf à la coque, si l'on veut augmenter la valeur nutritive de ce repas. Le blanchir de lait compromet, paraît-il, sa digestibilité ; infusé plus de 3 à 4 minutes, il se charge de tanin et devient constipant. A noter que les thés noirs de Chine et de Russie sont moins excitants que les thés verts. De même le *maté* qui aurait, en outre, l'avantage de favoriser l'exonération intestinale.

81. *Café.* — L'excitation qu'il provoque étant moins violente et plus soutenue que celle du thé, le café s'adapte mieux au tempérament français, mais sa digestion est moins aisée. En effet, pris à jeûn, le café noir détermine à la longue des tiraillements ou des crampes d'estomac. Coupé de lait, il relâche nombre de personnes ; semblable résultat s'obtient avec le *café de malt composé*, dit aussi « café Kneipp » (mélange d'orge, de blé et de seigle grillés) qui, moins excitant, doit être préféré par les nerveux irritables.

Contrairement à ce que l'on pourrait croire, les infusions de thé et de café excitent ordinairement d'autant moins qu'elles sont plus fortes, plus concentrées (Pagès).

82. *Chocolat.* — Diffère du thé et du café en ce qu'il n'est pas seulement excitant, mais aussi très nourrissant. Malheureusement, il est aussi très indigeste, lorsqu'on le fait cuire avec du lait ; il l'est moins préparé à l'eau (surtout si, le faisant épais, on le coupe de thé ou de café), moins encore quand on le mange cru. D'autre part, il constipe terriblement. Excellent aliment de travail musculaire, le cholocat convient au touriste et à l'ouvrier manuel ayant un estomac robuste et un intestin complaisant. Pour tout autre, il ne doit être qu'un aliment d'exception, même pour les enfants, surtout pour les arthritiques.

Le *cacao,* mieux toléré, n'est pourtant pas exempt d'inconvénients qui nous obligent à le défendre aussi aux arthritiques ; seules, les *farines cacaotées* (genre racahout) peuvent leur être permises, à la condition de les manger avec du pain grillé qui incite à une mastication soignée.

C) Aliments du dîner (*repas de midi*).

83. ***Légumes frais ou verts.*** — Faute d'une dénomination meilleure, j'entends par là tout légume n'ayant pas le goût des farineux, c'est-à-dire non seulement les légumes herbacés, tels que salades, épinards, choux, céleris..., mais aussi les racines (carottes, navets, raves, salsifis, crosnes...) et les artichauts, choux-fleurs, asperges, petits pois, haricots verts, courges et potirons, tomates, etc.

Ces légumes nourrissent peu, mais sont, avec les fruits, nos principaux pourvoyeurs de cellulose, de sels minéraux alcalins et d'eau. Par leur cellulose, ils régularisent les évacuations intestinales. Par leurs sels minéraux, ils sont aliments de croissance pour l'enfant, d'entretien pour l'adulte, de réparation pour les convalescents et les débilités. Par leurs sels minéraux *alcalins* et leur eau « vivante », ils sont antitoxiques, donc utiles à tous, mais particulièrement à ceux qui ont une nourriture fortement carnée et aux arthritiques. C'est dire que les légumes verts doivent entrer dans notre alimentation de tous les jours.

Lorsqu'on les aime tous — et pour les aimer, il suffit de s'habituer à en manger, — ils sont assez nombreux pour nous permettre, même en hiver, de constamment varier nos menus, surtout si l'on fait rentrer dans les légumes frais la *pomme de terre* qui, bien que farineuse de goût, est comme eux essentiellement alcalinisante.

Sont particulièrement rafraîchissants et riches en sels minéraux : toutes les salades cuites, les épinards (en été, les remplacer par pourpier, arroche, tétragone, jeunes pousses d'ortie, feuilles de bette), les poireaux (l'asperge du pauvre : se mange à la sauce blanche, à la vinaigrette).

Sont indigestes pour certaines personnes : les choux et choux-fleurs (les faire cuire avec une grosse tranche de pain enveloppée dans un linge, qui absorbe leurs principes aromatiques); la choucroûte (la laver à l'eau bouillante; cuire 4 à 5 heures sans lard ni viandes fumées); les épinards (ménager le beurre); les poireaux et oignons (s'en abstenir); les champignons (les mastiquer ou s'en abstenir); le melon (le mâcher à fond et faire suivre d'une gorgée de vin pur) ; enfin les salades crues. Quand celles-ci sont indigestes, c'est ordinairement parce qu'elles sont mal mâchées ou mal assaisonnées; donc pas de salades dures, peu de vinaigre ou lui substituer du citron. Ce sont des aliments précieux comme stimulant de l'estomac (quelques feuilles au début du repas), désaltérant, laxatif et dépuratif; pour les gros mangeurs, elles complètent admirablement un repas sans les surnourrir; donc n'y renoncer qu'après essais répétés. Même remarque pour les autres crudités (radis, artichauts crus, olives...) qui bien souvent ne sont mal tolérées que par suite d'une mastication insuffisante.

L'arthritique doit abuser des légumes verts. Ne lui sont interdits que ceux qu'il digère avec peine, — car les fermentations gastro-intestinales contribuent activement à entretenir sa maladie —, et il usera avec modération de l'oseille (à manger seulement en potage, en omelette), des asperges, des champignons et des truffes.

Choix des légumes. — Les manger en leur saison : les primeurs soumises au forçage sont à peu près dépourvues des principes qui sont la raison d'être des légumes dans notre alimentation. Les choisir fraîchement cueillis (les longs voyages les altèrent) et sains, tendres et juteux. N'user de conserves qu'à défaut de légumes frais, et alors recourir soit aux légumes desséchés (haricots verts, julienne...), soit à ceux qui ont été cuits à l'étuvée dans leur propre jus (petites pois, tomates, fonds d'artichauts...).

Cuisson des légumes. — Les légumes devant presque toute leur valeur à leurs sels minéraux, leur eau de constitution et leurs principes odorants, il importe au plus haut point de ne pas les perdre par une préparation maladroite. Laver les légumes seulement à l'eau froide, jamais à l'eau bouillante qui entraîne les minéraux les plus solubles — en d'autres termes, ne pas les « blanchir » ; puis les cuire à petit feu dans leur jus avec peu ou pas d'eau, dans une casserole hermétiquement close ou dans un de ces appareils *ad hoc* qu'on trouve maintenant dans le commerce (marmites à la vapeur ou au bain-marie). On obtient ainsi des légumes d'un aspect parfois un peu particulier, mais extrêmement digestibles et savoureux, et auxquels on s'habitue si bien qu'on en pourrait dire, suivant la formule connue, que : les essayer, c'est les adopter. Le seul inconvénient de ce mode de cuisson est d'être plus long que celui qu'on emploie habituellement (1) ; mais il est amplement compensé par ce fait

(1) *Temps de cuisson dans les marmites à la vapeur* : Légumes herbacés ou de consistance tendre (choux-fleurs, artichauts, haricots verts, petits pois...), 2 h. à 2 h. 1/2 ; Pommes de terre et racines, 3 à 4 h. ; Légumes secs et chataignes épluchées, 4 h. ; Macaroni, nouilles... 1 h. à 2 h. 1/2 suivant qualité ; Riz et farines diverses, 1 h. ; Semoules et flocons, 1 h. 1/2 ; Gruaux, 3 h. ; Fruits (pommes, pruneaux...), 2 à 3 heures.

qu'il n'exige aucune surveillance et que, dans les marmites à la vapeur, les mets les plus délicats sont toujours réussis, même par les cuisinières les plus inexpérimentées.

84. *Farineux.* — Dans ce terme on englobe généralement tous les aliments à dominante d'amidon ; mais, si l'on considère leurs propriétés physiologiques, on est amené à les diviser en quatre catégories : 1° *Pain* qui, s'il est « complet », est un aliment « complet » plutôt qu'un simple farineux ; 2° *Pommes de terre* que leur faible valeur nutritive et leur pouvoir fortement alcalinisant permettent d'employer soit comme légume frais, soit comme farineux ; 3° *Légumes secs* (haricots, pois, lentilles et fèves à l'état sec) qui, renfermant plus d'albumine que la viande, appartiennent plus aux aliments azotés qu'aux farineux ; 4° *Céréales, pâtes alimentaires et châtaignes* qui doivent leurs propriétés au seul amidon, car, avec nos habitudes actuelles, nous en mangeons trop peu pour que leur albumine et leurs minéraux entrent en ligne de compte.

La caractéristique de tous ces farineux est d'être plus nourrissants qu'excitants ; de constituer *l'aliment de fond pour le travail musculaire* et, secondairement, pour la calorification ; d'être aliments d'épargne pour l'adulte. Ils combattent les putréfactions intestinales et ont une toxicité à peu près nulle. Ils s'associent bien à tous les aliments, sauf à de grandes quantités de viande (ou de graisse, quand l'estomac est paresseux).

Pour la digestibilité, les farineux autres que le pain se classent de la façon suivante, en allant des plus aux moins digestibles : 1° *Pommes de terre*; très légères, à moins d'être frites, sautées ou en salade. Moins nourrissantes que le pain, elles engendrent la satiété sans suralimenter ; elles conviennent donc aux gros mangeurs. A côté de la pomme de terre, citons pour mémoire les *patates* et les *topinambours*. Le *macaroni*, les *nouilles* et *produits similaires* sont également très digestibles, quand ils ne se « défont » pas à la cuisson. De même le *riz*, lorsque ses grains restent entiers, et les *gruaux de blé, d'orge, d'avoine*; le *maïs* est généralement plus lourd. — 2° *Châtaignes* ; elles nourrissent plus que la pomme de terre et bourrent comme elle, mais sont mal acceptées par certains estomacs. — 3° *Légumes secs* par ordre de digestibilité : lentilles et pois d'abord, puis haricots et fèves, ces deux derniers surtout très mal tolérés par les malades dont l'intestin fabrique des gaz en abondance ; dans ce cas, supprimer tous les aliments à cellulose dure (légumes secs et pain complet); parfois même on doit interdire ceux à cellulose tendre (légumes frais et fruits). Les *haricots frais* et *petits pois* ont les mêmes inconvénients, mais beaucoup moins prononcés; les *légumes secs décortiqués* ne les ont pas, mais sont dépouillés d'une bonne partie de leur albumine et de leurs sels minéraux. Pour la préparation de ces divers légumes, les faire tremper dans de l'eau « douce » (non calcaire) ou de l'eau additionnée d'une demi-cuillerée à café de bicarbonate de soude par litre, et les cuire dans cette eau de trempage.

Ce classement n'a rien d'absolu . tel estomac s'arrange mieux des pois et des lentilles que des pommes de terre ou du riz; il en est quelques-uns qui ne supportent aucun farineux. Très souvent la cause en est dans ce qu'ils ne sont pas mastiqués (ce qui est la faute des malades) ou pas masticables (alors s'en prendre à la cuisinière). *Pour qu'ils soient masticables*, il faut les cuire assez pour qu'ils ne croquent pas sous la dent, mais pas trop (1),

(1) Dans la marmite à vapeur ils ne peuvent pas trop cuire. Pour les temps nécessaires pour les cuire assez, voir la note de la page 87.

car, s'ils n'offrent pas une certaine résistance à la mastication, l'écoulement de la salive qui doit les digérer est insignifiant ; tout farineux qui fait colle ou pâte est de ce fait indigeste. C'est pourquoi, pour les céréales et les légumes secs, nous préférons aux farines et même aux semoules les grains entiers ou grossièrement concassés ou aplatis (en « flocons ») ; c'est pourquoi, pour tous les farineux, nous proscrivons les purées, à moins que très épaisses, quasiment sèches et semées de croûtons.

Les farineux dans l'alimentation de l'ouvrier. — Il est à remarquer qu'en France, en dehors du pain, l'ouvrier n'use guère que de la pomme de terre qui nourrit peu et des légumes secs qui sont indigestes et surazotés, quelquefois du macaroni, rarement du riz. Il ne connaît que de nom l'orge, l'avoine, le maïs et regarde le sarrasin comme bon seulement pour les poulets, le millet pour les oiseaux. *Pourtant toutes ces céréales ont fait leurs preuves* : des peuples entiers s'en nourrissent ; pourquoi l'ouvrier français ne leur demanderait-il pas d'apporter quelque variété dans sa frugale nourriture ? Elles sont économiques et se prêtent à mille préparations savoureuses ; cuites au beurre, avec ou sans fromage, ou arrosées de sauce tomate, elles remplacent le macaroni ; cuites à l'eau ou au lait et servies avec des confitures, des compotes ou des pruneaux, elles forment un dessert excellent et peu coûteux ; on en fait des gâteaux, analogues au gâteau de riz et extrêmement nourrissants ; toutes s'accommodent en soupes ; de quelques-unes on fait des crêpes, des galettes, etc. (Voir les livres de cuisine végétarienne).

85. ***Aliments azotés.*** — Trois types : *Viandes, légumes secs* et *œufs*. Si nous réunissons ces aliments si différents d'aspect, c'est que tous renferment une proportion notable d'albumine, c'est-à-dire de ce principe alimentaire qui, lorsqu'on en abuse, encrasse nos tissus de ses déchets, nous intoxique et fait de nous des arthritiques.

86. § I. **Viandes.** — Elles ont une action différente suivant qu'elles sont maigres ou grasses. *Viandes maigres* : relativement peu nourrissantes; stimulent la digestion gastrique, mais constipent; excitent, sont propices à l'effort, à la suractivité. *Viandes grasses* : très nourrissantes et plus économiques que les viandes maigres; ralentissent la digestion gastrique; sont aliment de travail soutenu et de calorification. *Grasses ou maigres*, les viandes intoxiquent à la longue par usage habituel, quotidien, — surtout si, incomplètement ou mal digérées, elles se putréfient dans l'intestin.

Risquent d'être mal digérées et doivent être évitées par les dyspeptiques : 1° *Les viandes d'une consistance telle qu'elles ne peuvent être réduites en pulpe par les dents :* Viandes de boucherie et volailles dures parce que trop fraîches ou provenant d'animaux vieux; langouste, écrevisses; escargots. 2° *Les viandes trop grasses* (1) : porc (sauf en rôti froid), lard, charcuterie (sauf jambon maigre), confits et pâtés, foie gras; oie, canard, poularde; anguille, maquereau, saumon, alose; moules. — *Sont indigestes aussi, en raison de leur préparation :* Viandes en ragoûts, en sauce (fricassée, salmis, civet, vol-au-vent), farcies, frites ou bouillies; poissons en soupe (bouillabaisse), avec sauces grasses ou matelote, en coquille et au gratin ou frits (à moins d'en enlever la peau) ; enfin les viandes et poissons séchés et fumés, salés, marinés ou à l'huile.

(1) Voir à ce sujet paragraphe **75** notre observation relative l'alimentation de l'ouvrier.

Sont particulièrement toxiques et doivent être évités au moins par les arthritiques et par tous ceux dont les appareils de défense fonctionnent mal (Voir **47** : Emploi rationnel de la viande) : *les viandes marinées et faisandées* ; celles qui proviennent d'*animaux malades ou seulement fatigués* (gibier à poil longtemps pourchassé avant d'être tué, par exemple) ; les viandes *hachées et « travaillées »* (c'est le fait de presque toute la charcuterie), à moins d'être préparées très proprement et rigoureusement fraîches ; *les viscères abdominaux* (foie, rognons, tripes) *et le boudin noir*. A noter qu'avec ces viandes on a constaté des accidents graves même en dehors de toute putréfaction ; que souvent ces accidents ne se déclarent que un, deux et parfois même trois jours après leur ingestion.

Viandes de boucherie, de basse-cour et gibier. — La cuisson prolongée à la casserole ou à la marmite à la vapeur (viandes au jus, en daube...) permet de les consommer dès que tuées, alors qu'elles présentent le minimum de toxicité. Pour les rôtis et grillades, les employer dès qu'assez tendres pour se mastiquer ; doivent être très cuits le porc (ver solitaire, trichine) et le bœuf (ténia inerme, tuberculose). Rejeter impitoyablement toute viande ayant la moindre odeur anormale. S'altèrent particulièrement vite : le veau, le porc, les abats (cervelle, ris, foie, rognons, tripes...), les viandes travaillées, les viandes conservées par le froid, le gibier.

Le *poisson* s'altère plus vite encore ; en été, ne le manger que sortant de l'eau (avec chair ferme, nageoires rigides, ouïes fermées).

Pour les *conserves*, écarter soigneusement celles dont les boîtes sont boursouflées ou mal closes. Les consommer dans les douze heures ; au même repas, s'il fait chaud ou temps orageux.

Les arthritiques doivent s'interdire — outre les viandes que nous avons classées comme notoirement toxiques et celles que personnellement chacun d'eux digère mal — les abats, les viandes gélatineuses (tête, pieds) et d'animaux jeunes (veau, agneau, chevreau).

Toutes les viandes non citées plus haut se digèrent ordinairement vite et bien. *Les plus digestibles sont :* les poissons à chair blanche et maigre (sole, merlan, éperlan, morue fraîche, brochet...), grillés ou au court-bouillon avec sauce au beurre non cuit, ou frits (mais dépouillés de leur peau). Les huîtres (digestibilité variable). La cervelle et le ris de veau. Le poulet jeune et le dindonneau ; le bœuf, le mouton et l'agneau, la bonne viande de cheval (toutes ces viandes, grillées ou rôties à feu vif ou braisées) ; le maigre de jambon ; puis le veau, le lapin, le rôti de porc froid.

87. § II. ***Légumes secs.*** — Aliment plus complet, beaucoup plus nourrissant et plus économique que la viande, mais qui ne convient qu'aux estomacs robustes. Pour l'enfant, aliment de croissance par leur albumine et leurs sels minéraux. Pour l'adulte, aliment de travail musculaire soutenu, de calorification et d'épargne, se mariant bien avec les graisses ; comme la viande, les légumes secs ne sont bien tolérés qu'avec exercice actif. Mais ni chez l'enfant, ni même chez l'ouvrier, ils ne doivent faire partie de la nourriture de tous les jours, car, très azotés (23 °/₀ d'albumine contre 18 °/₀ dans la moyenne des viandes) et de digestion laborieuse [**84**], ils sont souverainement « arthritisants » ; aussi l'arthritique n'en usera-t-il que peu ou pas (Haig).

88. § III. ***Œufs.*** — Comme le lait, les œufs sont aliments de croissance ou de réparation ; ralentissent le fonctionnement de l'estomac et constipent — se putréfient dans l'intestin et intoxiquent, s'ils sont mal digérés ou altérés. Sont excitants pour quelques nerveux ; d'après certains auteurs, sont nuisibles aux arthritiques qui, dans l'incertitude où nous sommes sur leur action, feront bien de n'en user qu'avec modération.

Par ordre de digestibilité décroissant, nous avons : œuf cru ; œuf à la coque mollet (plongé dans eau bien bouillante, 1 min. 1/2 sur le feu, 1 min. 1/2 hors du feu) ; œuf brouillé ; œufs pochés dans le potage, sur épinards, à la sauce blanche ; omelettes peu cuites, nature, aux fines herbes, avec sauce tomate, au fromage, aux pommes de terre ; œufs sur le plat et au beurre noir. *Sont généralement indigestes* : omelettes au lard ou jambon, aux champignons ou truffes, au sucre, aux confitures ou au rhum ; œufs frits ; œufs durs, farcis, pochés au vin ou avec autres sauces épicées.

89. ***Dessert.*** — Nous y comprenons : les *fromages* qui, suivant leur composition, apportent un complément soit à notre ration d'albumine, soit à notre ration de graisse ; les *fruits* et les *aliments sucrés*, auxquels nous demandons la majeure partie de notre ration de sucre.

90. § I. ***Fromages.*** — Quatre catégories, si on les envisage au point de vue de leur influence sur la digestion : 1° *fromages à la crème* ; la ralentissent quand la crème y est condensée comme dans les gervais, mais sont très nourrissants (un petit suisse de 80 gr. équivaut à plus de 300 calories). 2° *Fromages blancs, mous* ; action nulle sur la digestion, s'ils renferment peu de crème ; parfois mal tolérés, s'ils sont aigrelets par prédominance de lait caillé [**78**]. 3° *Fromages blancs à pâte plus ou moins dure et salés* ; fabriqués avec la caséine de laits écrémés, constituent un aliment azoté très bon marché et assez digestible, utile quand nourriture grossière et insuffisante en albumine. 4° *Fromages fermentés* ; sont tous des stimulants de la digestion gastrique, mais qui, venant à la fin des repas, ont le gros inconvénient de pousser à manger et boire lorsqu'on n'a plus faim ni soif; avec une alimentation « riche », ils ne devraient donc paraître sur la table qu'exceptionnellement, quand l'estomac a besoin d'un coup de fouet passager. Les plus digestibles sont le brie et le camembert, puis le port-salut, le gruyère et le hollande ; ces derniers exigent une mastication soignée. Comme condiment dans le macaroni, les pommes de terre, les omelettes... le gruyère et le parmesan sont souvent mal acceptés par les dyspeptiques, vraisemblablement parce que, une fois cuits, ils ne sont plus masticables.

Les arthritiques et les intoxiqués doivent se garder des fromages avancés, ainsi que du Roquefort et des fromages analogues.

91. § II. ***Fruits.*** — *Fruits frais.* — Mêmes propriétés et indications que les légumes frais. Comme eux, ils sont alcalinisants, en dépit de leur goût plus ou moins acide. Plus qu'eux, ils sont nourrissants, grâce à leur sucre ; à remarquer que de tous les aliments sucrés, ce sont les fruits qui nous fournissent cette substance sous la forme la plus favorable au travail musculaire rapide et au travail cérébral. De plus, par leurs sucs acides, ils accélèrent la digestion gastrique (ils sont digestifs), et agissent comme antiseptiques dans l'intestin. — *Fruits secs* (raisins secs, figues, dattes...) ; sont moins digestibles et moins digestifs que les fruits frais, mais beaucoup plus nourrissants (250 calories en moyenne par 100 gr. ; 60 calories seulement pour la plupart des fruits frais).

Pour digérer les fruits. — Nous venons de dire que les fruits frais accélèrent la digestion gastrique : ils se digèrent très vite, trop vite, et, mangés à la fin du repas, comme c'est la coutume, obligent les aliments pris avant eux à progresser trop rapidement dans le canal digestif; d'où indigestion — non des fruits, mais des aliments qui les accompagnent. De même que tout ce qui est acide, comme la salade et le lait caillé, les fruits devraient se manger au commencement des repas ou mieux une demi-heure avant (ou encore trois heures après, lorsque la digestion gastrique touche à sa fin). Donc, au moins pour le dyspeptique, l'*heure du fruit* sera soit au lever, soit à goûter, soit au coucher [**132**]. S'il les réchauffe dans sa bouche par une mastication prolongée, ils ne lui paraîtront pas « froids à l'estomac » ; au besoin, boire en même temps une infusion aromatique chaude, à peine sucrée. Si, malgré tout, les fruits lui pèsent, qu'il les fasse cuire ; mais alors ils perdent une partie de leurs propriétés bienfaisantes.

Choix des fruits. — En suivant ces règles, tous les fruits sont à peu près également digestibles, pourvu qu'on ait soin de les choisir parfaitement mûrs et bien sains (cuire ceux qui sont tachés ou commencent à fermenter) ; sont indigestes seulement les fruits extrêmement acides (groseilles, certaines cerises et oranges, citrons...) et, pour quelques estomacs, les fraises. Exiger des poires et des pommes qu'elles soient tendres ou fondantes ; râper crues celles dont la chair est ferme et non masticable. Les constipés éviteront les fruits astringents (nèfles, coings, myrtilles) et useront largement des noix, noisettes, amandes, pignons... en dehors des repas, (les broyer dans moulins spéciaux si mastication impossible) ; sont également laxatifs les pruneaux. Les autres fruits secs sont moins recommandables, si ce n'est pour les touristes à qui ils fournissent un aliment de marche facile à emporter et excellent, supérieur au sucre, mais inférieur à l'association fruits frais et pain. — Laver les fruits qui ont été en contact avec la terre et le raisin des vignes sulfatées. En avaler la peau et les pépins, si l'on n'en mange que des quantités modérées, car ces déchets sont utiles au drainage de l'intestin.

Cures de fruits. — Sont éminemment antitoxiques et reminéralisatrices (maladies par intoxication, neurasthénie, tuberculose); constituent la médication peut-être la plus efficace contre l'arthritisme (affections goutteuses, gravelle hépatique ou rénale, congestion du foie...). Se pratiquent de préférence avec raisins et fraises, puis prunes et figues. Consistent à manger une livre de ces fruits le matin, en guise de déjeuner; autant une heure avant dîner et souper; *diminuer les autres aliments d'un bon tiers*; veiller à avoir une garde-robe quotidienne et abondante, surtout avec les fraises. On peut aussi supprimer complètement l'alimentation habituelle et la remplacer par 3 à 4 kilos de fruits, pris par fractions égales à 6 et 9 heures du matin, midi, 3, 6 et 9 heures du soir. Mais il est reconnu qu'une cure prolongée profite plus qu'une cure intensive; c'est ainsi que l'arthritique peut faire successivement une cure de fraises, puis de prunes, enfin de raisins ou de figues, et, l'hiver, s'entretenir par un usage régulier mais modéré de pommes, de poires ou même de citrons.

92. § III. ***Aliments sucrés.*** — La caractéristique du sucre est de se digérer, s'assimiler et se transformer en énergie rapidement, sans effort. *Il convient donc à tous*, mais ne doit tenir une place importante dans l'alimentation que s'il est utilisé par le travail musculaire; sinon il irrite les voies digestives, et engendre des produits acides [52] qui nous donnent l'impression de fatigue, tant qu'ils n'ont pas été éliminés. Or, c'est précisément l'inverse qui a lieu : à notre époque, en thèse générale, les sédentaires et les intellectuels mangent trop de sucre, les travailleurs manuels pas assez. Ces derniers auraient tout à gagner à substituer à l'alcool les aliments sucrés pour les travaux de vitesse, les graisses pour les travaux de lenteur [33]. Noter que, dans l'estomac, sucre et graisse se contrarient mutuellement ; c'est donc ou l'un ou l'autre qui doit dominer dans l'alimentation.

Le sucre convient, en outre, *comme aliment d'épargne* (mais toujours en proportion raisonnable), dans les maladies aiguës et leur convalescence, chez les débilités, chez les vieillards, et dans la plupart des cas où s'impose une alimentation légère qui se digère aisément et nourrit beaucoup sous un petit volume.

L'enfant se passionne volontiers pour le sucre ; il y perd ses dents qui se carient, son estomac et son intestin qui s'atrophient à ne rien faire ; peut-être même y contracte-t-il le germe de l'arthritisme qui le frappera plus tard. Sur ce point, nous partageons l'opinion de Pagès qui redoute autant le « sucrisme » pour l'enfant que l'alcoolisme pour l'adulte. Donc, à cet âge, mesurer le sucre avec parcimonie ; donner rarement des confitures, des entremets ou des pâtisseries, du chocolat, du cacao ou même des farines cacaotées ; jamais de bonbons [98] ; seuls sont permis à volonté les fruits, parce qu'ils apportent le sucre dilué et allié aux sels minéraux nécessaires à la croissance [16, 17].

Les personnes digérant bien n'ont pas à se préoccuper de faire un choix parmi les aliments sucrés, mais *les dyspeptiques devront s'interdire :* les gâteaux à la crème, au beurre (mokas), aux amandes ; les babas, les tartes, ainsi que les pâtes feuilletées et les brioches (qui, même non sucrées, sont indigestes par leur beurre); les beignets et les crêpes ; les petits fours et aussi les bonbons de toutes sortes, les fruits glacés ou confits. Ils useront modérément des confitures et du sucre en nature, ou les remplaceront par du miel.

Les gâteaux et entremets les plus digestibles sont : les biscuits, gâteaux secs et gaufrettes, les madeleine et gâteau de Savoie, le bon pain d'épice ; les crèmes, les soufflés et gâteaux de riz ou d'autres céréales (genre puddings)..., en somme tous les entremets où le sucre n'est pas associé à un excès de beurre.

93. ***Remarque générale sur les desserts.*** — Tous les desserts sont nourrissants, presque tous le sont même énormément sous un très petit volume. Exemples : un petit suisse vaut 300 calories ; une part moyenne de gâteau de riz, 300 calories ; d'œufs au lait, 250 calories ; cinq petits beurres, 200 calories ; une part moyenne de pain d'épice, de confitures ou de miel, de pruneaux, 180 calories ; une demi-douzaine de noix, 180 calories ; les deux morceaux de sucre du café, 60 calories.... En déduire qu'avec les desserts il est facile de se nourrir — facile aussi de se surnourrir ; donc, lorsqu'on ne les dépense pas en un travail physique équivalent, penser, dès le début du repas, à leur garder une place, afin qu'ils ne viennent pas *en surcroît* des autres aliments.

D) Aliments du souper (*repas du soir*).

Les aliments du dîner reviennent au souper ; nous n'avons donc plus à parler que des soupes et potages. Pour la composition de ce repas, voir **131**.

94. ***Soupes et potages.*** — Les soupes et potages — nous ne ferons pas de différence entre ces deux termes, généralement confondus dans le langage courant — empruntent en partie leurs propriétés aux principes qui les composent : Voir à ce sujet Bouillon [**42**], Lait [**54, 78**] et Farineux [**84**]; mais, au point de vue pratique, il faut surtout tenir compte de leur consistance.

1° Les *soupes claires* sont apéritives et digestives plutôt que nourrissantes : elles préparent la digestion des aliments qu'on prendra ensuite. Dans ce but, on peut commencer le repas du soir par quelques cuillerées soit de bouillon de viande maigre ou de bouillon de légumes, soit de soupe maigre (soupes aux herbes, à l'oseille, à l'oignon, aux poireaux et pommes de terre, ou encore soupes faites avec l'eau ayant servi à la cuisson de choux-fleurs, de haricots verts... et quelques tranches de pain ou un nuage de tapioca, vermicelle, etc.). Ces soupes claires n'ont de raison d'être que comme préface d'un souper à plusieurs services; mais si, pour se conformer à notre précepte « pas de mélanges » [**75**], on veut se contenter d'un seul plat et d'un dessert, on doit donner la préférence aux soupes épaisses.

2° Les *soupes épaisses*, les *soupes « de maçon »* sont assez nourrissantes pour tenir lieu d'un plat, quelquefois même très nourrissantes (une assiettée de potage purée de haricots ou de pois = 300 à 400 calories ; de bouillie au lait = 300 calories; de soupe au lait ou de panade au beurre = 200 calories) ; d'autre part, si elles ne sont point digestives, du moins elles sont parfaitement digestibles pour presque tous les estomacs, lorsqu'elles ont longuement cuit, mitonné ou trempé, et quand on les mâche selon la règle (pour cela, s'aider de quelques croûtes de pain bien sec). A ces conditions, toutes les soupes sont bonnes, et *les dyspeptiques n'auront à se priver que* des soupes très grasses (bouillon gras, soupes au lard et aux choux, garbure...) ou fortement relevées (bisque, bouillabaisse, soupe au fromage...). Les dilatés de l'estomac se trouvent mieux de ces soupes où la cuiller tient debout que des « lavasses », et les obèses n'engraissent guère avec elles, parce qu'elles ont le don de couper l'appétit. A ce titre, elles conviennent spécialement aux gros mangeurs et aux ouvriers, pour lesquels elles constituent un mets fort économique. Elles sont excellentes aussi pour les enfants comme aliments de minéralisation et pour les vieillards en raison de leur haute digestibilité.

E) **Cuisine des dyspeptiques.**

« *Les mets complexes ne flattent le goût que pour trahir l'estomac.* » Cette maxime de Fonssagrives devrait toujours être présente à l'esprit des dyspeptiques; il leur faut une cuisine simple et modérément assaisonnée. Une « cuisine simple », ces mots se définissent d'eux-mêmes, mais il n'est pas inutile de dire quelques mots des assaisonnements.

95. ***Emploi des graisses.*** — Les seules graisses que puissent se permettre les dyspeptiques sont : la crème de lait; le beurre animal (beurre de vache) absolument frais et, à son défaut, beurre salé, mais pas de beurre fondu; la panne, recommandée par Me Moll-Weiss en place du lard, la graisse de veau et la graisse d'oie; enfin les beurres végétaux. Parmi ces derniers, citons les beurres de coco (cocose, végétaline), avantageux pour l'ouvrier par la modicité de leur prix, mais qui, malheureusement, manquent du goût fin du beurre animal (pour les sauces mettre moitié de l'un et de l'autre). Dans la cuisine, l'huile ne convient qu'aux personnes qui y ont été habituées dès leur enfance.

Quel que soit le beurre, un principe doit dominer son emploi : *ne jamais le cuire,* ne l'ajouter aux potages, viandes, légumes ou farineux qu'au moment de servir (1). Dans les soupes maigres, le beurre peut être remplacé par la crème ou le jaune d'œuf; de même dans bien des sauces. Pour les viandes grillées, les légumes et les farineux, servir ces mets très chauds et ne déposer le beurre dessus qu'au moment de les manger ; pour les poissons, l'assaisonner d'un peu de citron. Pour les viandes braisées ou en daube, les faire dorer dans une casserole contenant quelques cuillerées d'eau bouillante, puis les mettre à cuire et n'ajouter le beurre que la préparation terminée. Pour les sauces blanche, rousse et tomate (2), cuire d'abord la farine ou les tomates et incorporer le beurre seulement en dernier lieu. — Procéder de la même façon pour le sucre : par exemple, pour une compote, ne le mélanger aux fruits qu'après cuisson ; souvent il sera mieux accepté légèrement caramélisé.

Fritures. — Peu de dyspeptiques les tolèrent ; elles ne sont cependant pas foncièrement indigestes, quand elles sont sèches et croquantes. Pour les obtenir ainsi, employer les beurres végétaux ou l'huile d'olives, et n'y jeter les substances à frire que lorsqu'ils sont bien bouillants. L'huile est à point quand, en y trempant une mouillette de pain pendant 5 à 6 secondes, on la retire ferme et colorée.

96. *Emploi des condiments.* — Nous avons déjà fait leur procès [**41**] ; se rappeler que *condiment rime avec médicament* et que, comme les drogues, les substances

(1) Recommandation inutile avec la marmite à la vapeur, car la température n'y atteignant jamais 100 degrés, le beurre n'y cuit pas et peut être ajouté aux aliments lorsqu'on les met sur le feu ; ceux-ci sont ainsi infiniment plus savoureux que simplement cuits à l'eau, partant beaucoup plus digestibles. Aussi cet ustensile mériterait-il d'être appelé la marmite des dyspeptiques.

(2) Les sauces citées dans cet article sont les seules permises aux dyspeptiques, avec peut-être les sauces au beurre noir, la mayonnaise et la vinaigrette... au citron.

de haut goût et le sel lui-même doivent être maniés d'une main légère.

Nous disons : même le sel, car c'est un mauvais minéralisateur et qui ne joue pas dans la vie le rôle essentiel qu'on lui a longtemps attribué. Le goût du sel n'est pas inné chez l'homme et sa consommation n'est pas universelle ; on peut donc s'en passer. N'en pas conclure cependant qu'il y ait obligation à s'en priver complètement, car il est bon que nos aliments aient une certaine sapidité ; mais il est certain que moins on en use, plus le palais s'affine et que, avec l'habitude, on arrive à trouver plaisir à une nourriture qui auparavant nous aurait paru d'une fadeur rebutante.

Donc, sauf exceptions signalées plus haut (**41**), *peu de sel*. Et, comme autres condiments, le dyspeptique devra généralement s'en tenir au bon vinaigre de vin ou mieux au citron ; au persil, au cerfeuil ; à l'oignon cuit dans les sauces, lorsqu'il le digère et à l'ail, quand il y est habitué de longue date ; enfin, pour les plats sucrés, à la vanille, la cannelle et la menthe.

97. ***Pour les bien-portants.*** — La cuisine simple et modérément assaisonnée des dyspeptiques pourrait — devrait — être celle de M. Tout-le-monde, car, suivant la juste remarque de Monteuuis, il est incontestable « qu'*à la seule condition d'être bien digéré,* plus un aliment se rapproche de son état naturel, plus il est bienfaisant. »

VII — Régimes alimentaires des bien portants.

Les besoins de l'organisme humain variant suivant l'âge de l'individu, son activité physique ou cérébrale, et même suivant le sexe et les saisons, il est nécessaire d'établir plusieurs régimes-types. Nous nous contenterons d'énumérer les principaux aliments qui les composent, renvoyant pour toutes explications aux chapitres qui précèdent.

98. *Régime de l'enfant et de l'adolescent.* — A la naissance, l'enfant ne doit prendre, bien entendu, que du lait. *Rations quotidiennes :*

120 gr. par kilogr. de son poids pendant le 1er mois;
110 gr. — — de 1 à 3 mois;
100 gr. — — de 3 à 7 ou 8 mois.

en six tétées de jour (à 7 et 10 heures du matin ; 1, 4, 7 et 10 heures du soir) et une de nuit qui sera supprimée vers 6 mois. Ex. : un enfant de 2 mois, pesant 4 k. 500, boira par jour 110 gr. de lait × 4, 500 soit environ un demi-litre. Au delà de 8 mois, un litre *au plus* par 24 heures, sur lequel on prélevera le lait des bouillies, lorsqu'il en mangera.

Ces rations, déterminées par Maurel, sont inférieures à celles de la plupart des classiques. Mais considérant : 1° que l'enfant a généralement tendance à se suralimenter ; 2° que l'habitude de se surnourrir contractée à cet âge est le point de départ de mille maux dont il aura à souffrir toute sa vie, nous conseillons de ne point les dépasser, à moins que l'enfant ne reste stationnaire ou s'amaigrisse d'une façon persistante [**121**].

Mais il y a lait et lait. L'aliment naturel du nouveau-né est le lait *de femme* ou mieux le lait *de sa mère*, hors le cas de maladie aiguë ou consomptive. L'allaitement artificiel ne doit être qu'un pis-aller pendant les premiers mois. Donc, le sein d'abord. Puis, lait de vache à 6 mois, si le lait maternel se tarit ; à 7 ou 8 mois seulement, s'il continue à suffire ; plus tard encore, si l'enfant pousse mal ou a des troubles de digestion, — lait de vache bien gras, coupé d'un tiers d'eau bouillie et sucrée, pendant 15 à 20 jours ; puis lait pur; enfin bouillies vers 9 mois environ.

Lorsqu'à cet âge, un nourrisson prospère et digère bien, prolonger davantage l'alimentation exclusivement lactée, c'est l'affaiblir et l'anémier ou tout au moins l'engraisser inutilement ; — or, pour se bien porter, l'enfant doit être lourd *sans être gras* ; il doit être musclé, avoir les chairs fermes, les reins larges, les flancs pleins, *mais sans être bedonnant.* Rien à craindre de ce sevrage précoce : 1° si l'on procède par transitions lentes et bien ménagées ; 2° si, quand on arrive à une nourriture autre que le lait, on la fait fade comme le lait qu'elle remplace ; 3° si l'on adopte ce principe de ne jamais pousser l'enfant à manger, lorsqu'il ne le veut pas ; cependant s'il rechigne trop souvent sur la nourriture, consulter le médecin.

Voici comment seront réglées les transitions dans l'alimentation.

Vers 9 mois, avons-nous dit, *ajouter au lait des farines :* donner des bouillies, d'abord claires, puis plus épaisses, sucrées ou salées (mais à peine), et faites avec tapioca, fécule, sagou ou arrow-root, puis avec de la farine de blé, roussie au four, enfin avec des farines grasses (avoine) ou rafraîchissantes (orge) non cacaotées.

A 12 ou 14 mois, sevrer complètement, c'est-à-dire *faire passer le lait au second plan,* quitte à y revenir à la moindre alerte. Choisir pour cela une période où la température n'est pas trop chaude et où l'enfant ne perce pas de dents. Si les digestions sont mauvaises ou la croissance retardée, reporter le sevrage à plus tard, au besoin jusqu'à 2 ans. Le *régime de sevrage* consiste à ne conserver du lait que ce qu'il en faut pour fournir l'albumine nécessaire à la croissance, et à le remplacer en majeure partie par des aliments comme lui riches en eau, en sels minéraux et en graisses de digestion facile. On le réalise : en alternant les bouillies lactées avec des panades épaisses de biscottes, de pain, de semoule, de céréalose..., longuement cuites dans eau ou mieux dans bouillon de légumes [**114**], additionnées d'un grain de sel et de beurre bien frais ou liées avec un jaune d'œuf. En donnant tous les jours des salades cuites ou des épinards à la crème ou au beurre, et des fruits cuits, l'un et l'autre passés au tamis. En gardant le lait pour les petits repas avec biscuits ou pain trempé.

Vers 18 mois, ordinairement les premières petites molaires sont parues, *donc la mastication est possible*; faire grignoter à l'enfant des croûtes de pain blanc bien sec ou de petits biscuits avant les soupes, afin de préparer leur digestion par un écoulement de salive. Alterner les bouillies et panades avec des soupes maigres aux pommes de terre, à la citrouille... ; avec nouilles, petits macaronis, riz, pommes de terre..., bien beurrés ; avec gâteaux de riz ou de semoule, modérément sucrés. Tous les jours, outre les salades cuites et épinards, donner des purées de carottes, navets, petits pois, artichauts... et quelques fruits crus, très mûrs, fondants et sucrés, mais sans peau ni pépins (raisin, prunes, pomme crue râpée, orange douce...). Deux ou trois fois la semaine, un œuf à la coque, brouillé ou en crème à la vanille. De temps à autre, pour les petits repas, substituer au lait du fromage à la crème ou du lait caillé.

A 2 ans, *mettre le lait de plus en plus de côté* (les aliments ci-dessous sont très suffisamment azotés) *et commencer l'entraînement de l'intestin à la digestion de la cellulose.* Remplacer peu à peu le pain blanc par le pain bis ou complet [**77**]. Ne plus passer ni les purées de légumes, ni les soupes ; pour celles-ci, utiliser l'avoine, l'orge...

en flocons. Comme farineux, employer deux ou trois fois la semaine (les jours où il n'y a pas d'œuf dans le menu) les lentilles, pois et haricots secs, très cuits et bien beurrés, servis en grains, mais écrasés dans l'assiette. Augmenter notablement les fruits frais et crus; donner aussi des fruits secs (dattes, figues, pruneaux) et des châtaignes. — Habituer l'enfant à accepter tous les aliments qu'on lui offre, *à les mastiquer tous avec soin* (très important).

Dès qu'il sait bien mâcher, ajouter au régime ci-dessus la salade crue, tendre, avec beaucoup d'huile, peu de vinaigre, — *en l'accoutumant à digérer les crudités, on le fera rustique et fort.* En outre si, vers 3 ans, l'estomac est paresseux ou la croissance trop lente, donner du bouillon de viande, un peu de poisson bien frais ou de volaille rôtie (de temps en temps, en place des légumes secs ou des œufs); sinon, attendre pour la viande que l'enfant ait 6 ou 7 ans.

Jusqu'à 7 ans, continuer ce même régime, en insistant sur les soupes épaisses et les ragoûts gras, *et en veillant à ce que l'enfant ne se bourre pas de pain.* Le matin, s'il prend du café au lait, le lui faire avec du café de malt et non avec le café ordinaire, — pourquoi des excitants à cet être en perpétuel mouvement qu'est l'enfant? Au goûter, lait caillé, fromages tels que gruyère, fruits, miel, chocolat sec, rarement des gâteaux, jamais des bonbons [**92**]. Comme boisson, de l'eau pure (il s'y fait très facilement) ou des tisanes de pomme, de réglisse, des décoctions d'avoine, d'orge ou de céréales mélangées, faiblement sucrées avec du miel; à la rigueur, aux repas, de l'eau rougie, — mais pourquoi lui inspirer le goût du vin que naturellement il n'aime pas? C'est lui créer un inutile besoin; or, moins il en aura, plus il sera riche et heureux dans la vie.

En somme, à 7 ans, l'enfant doit être habitué à manger de tout ce qui lui est permis, et avoir une alimentation analogue à celle de l'adulte, *mais plus grasse et moins assaisonnée*. S'il est destiné à entrer en pension, comme là il n'aura pas le choix de sa nourriture, l'acclimater un an d'avance avec la viande, en commençant par les viandes blanches; les rouges, trop excitantes, ne devraient paraître dans son régime que passé la période de formation (en moyenne, 10 à 12 ans chez les filles, 12 à 14 ans chez les garçons). Enfin, un peu plus tard, prémunir le jeune homme contre le danger des excès alcooliques.

99. ***Régime de la femme enceinte ou nourrice.*** — Nous le rapprochons du régime de l'enfant, parce que tant que la mère le porte ou le nourrit, c'est à elle de lui fournir les éléments dont il a besoin pour se constituer. Or, elle ne trouvera ces éléments nulle part aussi abondants que dans les aliments que nous venons de conseiller pour les enfants après sevrage [voir aussi **112**]. — Se rappeler que les poisons de l'organisme de la mère influent défavorablement sur le fœtus et, plus tard, passent dans le lait; donc éviter les viandes de digestion laborieuse ou notoirement toxiques [**86**] et les boissons alcooliques (à remplacer par la décoction de céréales); ne point prendre de médicaments sans avis du médecin.

100. ***Régime du vieillard.*** — Physiologiquement la vieillesse se caractérise par un ralentissement de toutes les fonctions de l'organisme, notamment des fonctions digestives et antitoxiques. Le vieillard est un ralenti total, parce qu'il est fatigué et plus ou moins usé; il lui faut du repos, il doit vivre « en veilleuse », s'il veut durer; *donc pas d'excitants*. C'est un paresseux digestif;

donc pas d'aliments indigestes ou constipants. C'est un intoxiqué; *donc pas d'aliments toxiques ni irritants.*

Le fond de son régime sera constitué par les aliments suivants, *sous réserve qu'il les digère :* Lait, de préférence en potage, ou caillé pris entre les repas [**78**]. Soupes épaisses, grasses, maigres ou au lait. Céréales diverses [**84**], pâtes alimentaires, pommes de terre. Légumes frais, au besoin en purée passée; salades tendres. Œufs, tous les deux jours seulement, s'il mange de la viande. Fruits cuits, et crus si bien fondants. Entremets sucrés de digestion facile [**92**] et miel, mais avec circonspection. Pain rassis, masticable [**77**]; pain complet, s'il est bien toléré — Lorsque l'habitude en est prise, un peu de poisson, de viande légère, grillée, rôtie ou braisée, à midi seulement; écarter les plus toxiques [**86**]. Un morceau de fromage [**90**]. Un doigt de vin, vieux bordeaux rouge [**79**]. Une tasse de café. Pas d'alcool [**37**]. — Tous les aliments très cuits, peu assaisonnés (le sel est l'ennemi des vieillards [**41**]), mais avec beurre ou graisse dans les limites de la tolérance digestive [**95**].

Chez la femme, à la *crise du retour d'âge* — qui parfois se fait sentir aussi chez l'homme, entre 40 et 50 ans —, il y a, pendant un an ou deux, ralentissement organique avec auto-intoxication comme chez le vieillard : donc même régime durant cette période transitoire, quitte à être moins sévère ensuite tant que la vieillesse ne s'affirme pas par un affaiblissement marqué de toutes les facultés physiques et intellectuelles.

101. ***Régime des intellectuels.*** — Ce régime convient aussi aux *intellectuels à vie sédentaire,* car leur cerveau détournant à son profit l'énergie qui devrait s'employer aux fonctions végétatives, il est rare qu'ils digèrent bien et se désempoisonnent convenablement.

Or la première condition pour penser librement est de ne point se sentir digérer et de ne pas être en puissance d'intoxication [63]. Spécifions seulement que, le travail cérébral étant très excitant par lui-même, les intellectuels ne doivent user qu'avec réserve des excitants (café plutôt que thé) et qu'ils en retireraient certainement plus d'avantages, s'ils ne les appelaient à l'aide que quand ils se sentent mal en train. S'ils mangent quotidiennement de la viande, s'en tenir à 1 gr. ou 1 gr. 50 par kilogr. du poids du corps et par jour à cause de ses propriétés toxiques; l'alterner avec poisson et œufs; prendre comme correctifs de ces aliments azotés des pommes de terre et céréales, des légumes verts et salades, des fruits au lever et au coucher [91]. Des mets sucrés avec plus de modération qu'ils n'ont coutume de le faire [92]. Pain bis si le pain complet pèse à l'estomac; le pain blanc est un mauvais aliment du cerveau [77]. Vin, peu ou pas, et rouge plutôt que blanc, cé dernier étant très neurasthénisant [79].

Les *intellectuels d'existence active* adopteront le régime des travaux de vitesse [102].

102. ***Régime des travaux de force-vitesse.*** Service des cafés et de certains magasins... la plupart des sports. — Dans ces travaux, toute l'énergie vitale est dérivée soit vers les muscles, soit vers le cerveau (lorsqu'ils nécessitent des efforts répétés ou une attention soutenue); d'où, ici encore, une entrave aux fonctions de digestion et de désintoxication, si l'individu n'est pas vigoureusement constitué. Le régime diffère donc peu des précédents comme qualité d'aliments ; mais comme quantité, il doit être plus abondant et proportionné aux dépenses musculaires parfois considérables [122].

Domineront dans l'alimentation : *Aliments sucrés de digestion facile* [19, 92]; fruits frais et secs, cuits ou crus ;

miel et confitures; chocolat [82]. Pain blanc, mais dans le cas seulement où le bis n'est pas digéré; céréales diverses [84], pâtes alimentaires et pommes de terre. Légumes verts et salades. — Viendront en seconde ligne : viande mi-grasse ou maigre, rôtie, grillée ou braisée, alternant avec poisson et œufs. Fromages. Vin rouge avec modération et seulement en mangeant. Boire peu aux repas, mais comme ces travaux sont très intoxiquants par les déchets musculaires qu'ils jettent dans la circulation, prendre lait ou fruits au réveil, lait ou fruits en se couchant, et dans le courant de la journée (une heure avant les repas ou trois heures après) *à titre d'excitant* quelques tasses de thé léger ou d'eau teintée de café noir et sucrée [39]. Les vins sans alcool très étendus d'eau donnent également une bonne boisson. En outre, cure de fruits en été [91] et, en hiver, de temps à autre, si repos possible, régime lacté exclusif [78] pendant quelques jours.

103. *Régime des travaux de force-lenteur.* Cultivateurs, mineurs, marins.... — Ces travaux se distinguent des précédents par la lenteur et la durée de l'effort; par une surexcitation de l'appétit; par une moindre intoxication de l'organisme, lorsqu'ils s'exécutent en plein air. Il faut donc, avant tout, des aliments qui tiennent au ventre et ne livrent que peu à peu leur combustible aux tissus; qui en même temps apaisent la faim sans l'irriter. *L'association des graisses aux amidons et aux aliments cellulosiques* réalise admirablement ces conditions [20, 21]; elle n'a qu'un inconvénient, celui d'exiger un bon estomac [75].

Le régime sera le suivant : soupes épaisses et grasses (aux choux et lard, par ex.). Aliments absorbant beaucoup de graisse et en favorisant la digestion : pommes de terre, macaroni, riz, gruaux de céréales [**84**], légumes secs [**87**] et châtaignes; légumes herbacés (choux, épinards...). Viandes grasses (porc, oie, mouton...) en ragoûts et en sauces [**46**]; poissons gras (anguille, maquereau, hareng...); conserves à l'huile; charcuterie de bonne qualité et pâtés. Salades et crudités; *tous les aliments crus sont extraordinairement énergétiques*. Fromages [**90**]. Pain complet [**77**]. Vin rouge : un litre au plus par jour, moins d'un litre si le travail se fait dans une usine ou un atelier. Café. Une lampée d'eau-de-vie dans les pays humides et froids.

104. ***Régime des professions sédentaires.*** Fonctionnaires et employés d'administration; beaucoup de commerçants; la plupart des professions féminines. — Même régime que les intellectuels, avec abondance de légumes frais et de fruits, pour lutter contre la constipation qui est la plaie de ces professions.

105. ***Régime des petits travaux manuels.*** Domestiques, beaucoup d'ouvriers de fabrique et du bâtiment.... — Si les digestions sont laborieuses, régime des travaux de vitesse; avec un estomac robuste, régime des travaux de lenteur, plus économique que le précédent. A remarquer que dans ces métiers on ne dépense guère plus que dans les professions sédentaires, lorsqu'on est arrivé par l'habitude à faire son travail d'une façon quasi-automatique; donc manger peu et être très modéré sur les excitants (viande, boissons alcooliques, café).

106. ***Régime d'été et des climats chauds.*** — La chaleur restreignant très sensiblement nos dépenses, il y a lieu de diminuer la quantité d'aliments plutôt que d'en modifier la qualité. Cependant, étant donné l'alanguissement général dont on souffre par les fortes chaleurs, on devra se rapprocher du régime léger et stimulant des travaux de vitesse, en y faisant prédominer les légumes frais, la salade et les fruits. Ces aliments donnent à boire en mangeant, ne poussent pas à transpirer, et nourrissent assez pour cette saison pendant laquelle on pourrait dire que moins on mange *et moins on boit*, mieux on se porte.

107. *Régime d'hiver et des climats froids.* — Par contre, en hiver et dans les climats froids, la ration doit être augmentée et le régime se rapprochera de celui des travaux de lenteur, dans lequel dominent les graisses, aliments de calorification [**20**] et de réserve [**21**]. D'après Pagès, elles se classeraient de la façon suivante en allant de la plus nutritive (nous ne disons pas : la plus digestible) à celle qui l'est le moins : lard ; puis beurre ; puis saindoux, margarine ; enfin graisses végétales.

Au moment où s'opère le grand virage nutritif annuel chez les animaux comme chez les plantes (fin février au plus tard), ce même auteur conseille aux gros mangeurs de s'épurer par quelques jours de jeûne ou au moins d'abstinence. Convaincu, comme nous le sommes, des méfaits de la suralimentation, nous approuvons vivement ce carême anticipé. En matière de nourriture, de temps à autre un peu de misère vaut mieux que toujours trop de richesse.

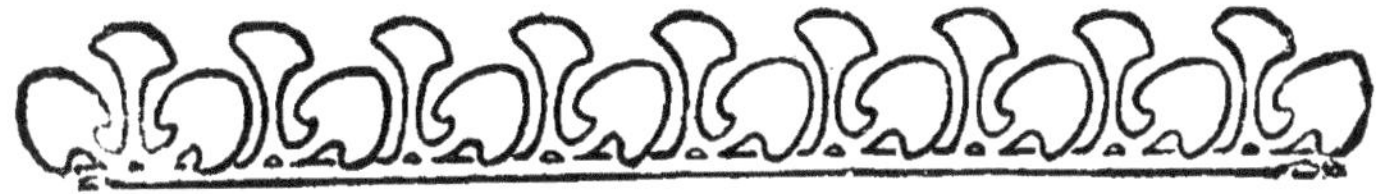

DEUXIÈME PARTIE

Combien il faut manger. Ration alimentaire.

VIII — Détermination d'une ration-type.

108. *Nous mangeons trop.* — « L'on peut affirmer, dit Fonssagrives, que dans ce que mangent beaucoup d'hommes, il y a trois parts à faire : l'une pour le besoin réel, l'autre pour la sensualité, la troisième pour la préparation des maladies à venir. » — Nous ajouterons : ou pour l'entretien des maladies présentes. Cette phrase est un commentaire éloquent de ce que chacun répète, sans pour cela en perdre un coup de dent : « Nous mangeons trop ». En bonne hygiène, *l'alimentation doit être réduite à la part du besoin réel ;* nous allons essayer de la dégager des nombreuses recherches faites en ces dernières années pour établir la norme alimentaire de l'homme.

109. *Base de la ration-type.* — La besogne est facile, car, si l'on veut procéder logiquement, il faut *a priori* écarter toutes les rations admises par les auteurs qui ont basé leurs calculs sur ce que mangent quelques individus ou des agglomérations d'individus se nourrissant sans autre guide que leur appétit, leurs habitudes et leurs préjugés. L'homme, en effet, a une tendance naturelle à se suralimenter, et nous avons prouvé ailleurs qu'il y cède *toujours*, lorsqu'il s'abandonne à son instinct. Il y cède à l'état sauvage, parce que manger est un plaisir et que tout plaisir non refréné par la raison engendre fatalement des abus ; il y cède encore plus à l'état civilisé pour de multiples causes, dont la principale est que, nourri dès l'enfance avec des aliments qui surexcitent l'appétit au lieu de l'apaiser (sucre, chocolat et, plus tard, mets épicés, viande...), il perd de très bonne heure le sens de la satiété.

N'ont de valeur à nos yeux pour établir une ration correspondant *seulement aux besoins réels de notre organisme* que les recherches effectuées sur des hommes entraînés à vivre sobrement, habitués à demander à la nourriture le nécessaire et non le superflu — la part de la sensualité et des maladies présentes ou à venir. Or, très peu de savants ont observé cette condition indispensable à la véracité des expériences.

110. ***Ce que doit être la ration-type.*** — Parmi ceux qui s'y sont conformés, le Dr Maurel, dont nous avons déjà parlé à propos de l'alimentation de l'enfant, est celui qui a fait les recherches les plus complètes et les plus longtemps suivies. Il a constaté que des hommes adultes, pesant en moyenne 60 kilos et vivant sous notre climat d'une existence modérément active, conservent généralement leur poids avec 2 litres 1/2 de lait par jour, que presque tous engraissent avec 3 litres ; d'où il déduit que la quantité de lait nécessaire — mais suffisante pour un homme de 60 kilos, est d'environ 2,750 grammes. Traduisons-la en calories avec la composition du lait indiquée par Maurel (albumine, 36 gr. ; graisse, 40 gr. ;

hydrates de carbone, 55 gr. par litre) et nous aurons :

Albumine ...	36 gr. × 2,750 gr.	=	100 gr. × 4 cal.	=	400 cal.
Graisse	40 gr. × 2,750 gr.	=	110 gr. × 9 cal.	=	990 cal.
Hydr. de carb.	55 gr. × 2,750 gr.	=	150 gr. × 4 cal.	=	600 cal.

soit, au total, 1990 calories, qui, divisées par 60, donnent 33 calories par kilo et par jour comme ration normale de l'adulte (1). Maurel la considère comme un maximum. De fait, le Dr Bardet l'abaisse à 29 calories. Nous-même, nous avons relevé un nombre assez considérable d'observations de sujets des deux sexes, se maintenant depuis longtemps en bon état de santé et de vigueur physique et cérébrale avec 29, 30, 31 ou 32 calories. Nous nous croyons donc autorisé à conclure que *la ration-type, la ration « hygiénique » d'un adulte, sous notre climat, est de 30 à 32 calories* par kilogramme du poids de son corps et par jour, lorsqu'il mène une vie modérément active ; et que, pour un homme de 65 kilos (poids moyen en France), elle est de 2000 calories.

111. ***Détail de cette ration-type.*** — Mais, pour instituer une alimentation rationnelle, il ne suffit pas de savoir ce que doit être la ration hygiénique *globale ;* il faut aussi préciser les proportions respectives d'albumine, de graisse et d'hydrocarbonés, qui entreront dans la composition d'un régime autre que celui du lait qui, nous le savons, ne convient ordinairement pas à l'adulte. Cette détermination est surtout importante pour l'albumine, en raison de son rôle dans l'édification de nos tissus.

(1) Cette conclusion est également celle de Maurel. Si sa ration diffère de la nôtre (elle est de 38 calories), c'est uniquement parce que, dans ses calculs, il ne tient pas, comme nous, compte des déchets inutilisés des aliments (voir **11**).

112. *Ration d'albumine.* — Elle a été l'objet de très nombreuses recherches, à la suite desquelles la plupart des classiques, Maurel y compris, ont établi des modèles de ration dans lesquels l'albumine entre pour 1 gr. ou 1 gr. 50 par kilo d'adulte et par jour, et pour 1 gr. par 4 gr. ou 4 gr. 50 d'hydrates de carbone et de graisse. Or, premier fait intéressant à signaler : cette proportion de 1 de matière azotée pour 4 ou 4, 50 d'aliments non azotés est celle qui est recommandée, en zootechnie, pour faire tolérer un surcroît de nourriture aux animaux que l'on veut engraisser. Second point non moins curieux : l'enfant nourri au sein prend un lait dans lequel ce rapport est seulement de 1 pour 5. — Autrement dit, la ration préconisée par les classiques comporte autant d'albumine que celle de l'animal qu'on pousse systématiquement à l'obésité ; elle en renferme plus que celle du nourrisson pendant la période où la croissance a son maximum d'activité. La logique nous oblige à conclure que l'albumine y tient une place trop prépondérante.

Comme ce principe alimentaire est de tous le plus toxique quand nous le prenons en excès, il importe de le réduire à la quantité strictement nécessaire pour réparer nos tissus et nous maintenir en bon état de force et de santé. Cette quantité oscille entre 0 gr 70 et 0 gr. 85 par unité de poids et par 24 heures, d'après Chittenden qui, en 1903, l'a fixée par des expériences multiples, très rigoureusement contrôlées au point de vue scientifique, ayant duré de 6 à 18 mois et qui ont porté sur 26 sujets d'âge, de race et de professions différents. Devant de telles garanties d'exactitude, nous ne pouvons hésiter à adopter ces chiffres et dirons que *la ration d'albumine doit être de 0* gr. *70 (3 calories) au moins et 0* gr. *90 (3 cal. 5) au plus par kilogr. d'adulte et par jour*. Le rapport des matières azotées aux non azotées se trouve ainsi ramené à 1 pour 6 environ.

Cet apport quotidien d'albumine s'obtient aisément même avec un régime végétarien, si l'on mange suffisamment. Dans le tableau de rations que nous publions un peu plus loin, il est en majeure partie fourni par le pain et le lait. Dans la pratique, *n'ont à se préoccuper de leur ration d'albumine que les très petits mangeurs et les malades qui dirigèrent mal soit le pain, soit le lait.* Dans ces cas et selon les convenances de l'estomac, on augmentera l'apport d'azote par un des moyens suivants : en faisant cuire dans du lait la plupart des légumes verts et des farineux (riz, macaroni...) ; en buvant au repas du lait écrémé ; en prenant, dans l'intervalle, du lait réduit ou caillé ; en mangeant du fromage, des œufs et des crèmes, des légumes secs, du pain complet, un peu de viande ou, si celle-ci est contre-indiquée, un de ces produits surazotés d'origine végétale ou lactée dont l'industrie nous offre d'innombrables variétés (Pain essentiel, Plasmon, etc.)

Ces mêmes aliments conviennent également à ceux qui ont incidemment besoin d'une ration supplémentaire d'azote : femmes enceintes ayant de la difficulté à s'alimenter, nourrices, convalescents, sujets épuisés par le travail ou les privations.

Pour les enfants on pourrait craindre, à première vue, que notre ration d'albumine soit insuffisante. Mais il est à remarquer que l'enfant et l'adolescent mangeant proportionnellement beaucoup plus que l'adulte, ingèrent de ce fait une ration d'albumine supérieure à celle qui correspond à leur poids, même avec une nourriture ne comprenant pas de viande. D'ailleurs, les aliments que nous avons conseillés plus haut [98] pour cet âge de la vie ont été éprouvés par un long usage : c'est à eux que nos petits campagnards d'autrefois devaient la vigueur et la rusticité qui deviennent si rares aujourd'hui.

113. *Ration des autres principes alimentaires.* — Les proportions respectives de sucre et de graisse sont subordonnées à la façon dont chacun digère ces aliments. Comme moyennes générales, on peut adopter *pour les graisses 1 gr. au plus* (*8 cal.*) et *pour les sucres 1 gr. au moins* (*5 cal.*) par kilogr. et par jour. Reste *pour les amidons 3 gr. 50 à 4 gr. au plus* (*14 à 16 cal.*), sur lesquels on peut distraire 0 gr.50 qui seront remplacés par *0 gr.30 d'alcool (2 cal.*), toujours par kilogr. et par jour. Pour un homme de 65 kilogr., ces 0 gr. 30 d'alcool se trouvent dans 200 à 250 cc. de vin ordinaire, à répartir sur les deux principaux repas.

Lorsque, dans un but thérapeutique, *on veut suralimenter par le sucre ou les graisses* (dans la tuberculose, par ex.), donner la ration supplémentaire de ces aliments en dehors des repas de midi et du soir, afin de n'en point troubler la digestion. Pour les aliments sucrés, on n'a que l'embarras du choix. Pour les graisses, s'adresser aux préparations suivantes : crème et fromage à la crème ; lait caillé parsemé de noix, d'amandes, de pignons (facilement masticables); lait réduit ou non et additionné de jaunes d'œuf, et autres compositions à base de jaunes d'œuf ; sandwichs fortement beurrées, ou pain avec deux parties de beurre pour une de miel (battre ensemble jusqu'à consistance crémeuse), ou pain avec noix et miel mélangés; carrés de bromose (spécialité à base de noix); enfin huile d'olives au réveil ou en se couchant [**72**].

114. *Ration de sel et de sels.* — Peu de sel (de cuisine), beaucoup de sels (minéraux), telle doit être la règle dans une alimentation bien conduite.

Peu de sel [**41, 96**] : avec 0 gr., 10 par kilogr. et par jour ajoutés au sel qui est naturellement inclus dans les aliments, on obtient une nourriture assez relevée pour flatter le goût sans fatiguer l'estomac.

Beaucoup de sels : nous avons dit pourquoi [**15, 16**]. Cette condition est facile à réaliser avec un régime de fruits, légumes *non blanchis* [**83**] et pain complet [**77**]. Pour les organismes ayant plus particulièrement besoin de se minéraliser ou reminéraliser (femmes enceintes et nourrices, neurasthéniques et épuisés de toutes sortes, tuberculeux...), employer en outre : cures de fruits [**91**], décoction de céréales, bouillon de légumes et jus d'herbes (1).

115. *Ration d'eau ou de boisson.* — Elle varie suivant le régime alimentaire, la température extérieure, les professions.... *La régler de manière à émettre tous les jours 15 à 20 cc. d'urine par kilogr. du poids du corps.* En général, dans les professions peu fatigantes, il faut pour cela 15 à 20 gr. de boisson par kilogr. et par jour avec une alimentation sèche ou fortement épicée ou carnée ; 10 gr. seulement avec une nourriture végétale ; moins encore, lorsqu'on mange beaucoup de légumes verts et de fruits. Noter que, avec les boissons ordinaires, les urines entraînent souvent fort peu de déchets et de poi-

(1) *Décoction de céréales.* Prendre grains de blé, seigle, orge, avoine, maïs... et gros son, une cuillerée à soupe de chaque ; les laver et broyer grossièrement dans un moulin à café ; faire bouillir doucement une heure dans deux litres d'eau : passer. Boire pur, sucré ou non, aromatisé avec vanille ou café, coupé de lait, ou s'en servir pour préparer des soupes, des purées farineuses, etc. — *Bouillon de légumes ou pot-au-feu sans viande.* Pour 4 litres d'eau mettre un kilo de carottes, un demi-kilo de navets, deux grosses pommes de terre et deux poignées de légumes secs : 4 gros poireaux et un petit chou, si l'estomac les digère ; plus épinards, laitue, cerfeuil, haricots verts, potiron, panais, céleri et autres légumes de saison. Saler modérément. Cuire à petit feu 4 à 5 heures. Se boit tel quel ou sert à confectionner des potages... Les légumes peuvent être accommodés et mangés à part. — *Jus d'herbe.* Prendre cresson, chicorée, pissenlit, etc. ; broyer au mortier et passer dans un linge. Avec les grosses carottes nouvelles, on obtient un jus excellent pour les arthritiques, en les pressant dans le passe-purée. Boire ces jus à jeun ou avant les repas.

sons, lors même qu'elles sont abondantes — quantité n'équivaut pas toujours à qualité ; et la qualité, on n'est sûr de l'avoir qu'avec l'eau « vivante » des légumes et des fruits aqueux, le lait et certaines eaux minérales.

116. ***Application de la ration-type.*** — Possédant maintenant tous les éléments de la ration-type, *hygiénique*, il ne reste plus qu'à la traduire en aliments usuels ; c'est ce que nous avons fait dans le tableau IV (p. 124), où sont groupées les rations pour adultes pesant *ou devant peser* de 50 à 90 kilogrammes.

Nous disons « ou devant peser, » afin d'attirer l'attention sur ce fait que pour fixer la ration d'un individu, il faut prendre en considération non seulement son poids, mais aussi sa taille. Pour un même poids, en effet, on peut, suivant la taille, être ou d'un embonpoint modéré, ou trop maigre, ou trop gras ; et la ration basée uniquement sur le poids, bien adaptée au premier cas, sera évidemment insuffisante dans le second, excessive dans le troisième, car l'obèse est surchargé d'une masse de graisse qu'il est parfaitement inutile de nourrir. Pour calculer sa ration, il importe donc moins de savoir ce que l'on pèse que *ce que l'on doit peser proportionnellement à la taille que l'on a* (1). C'est le seul moyen de donner au maigre tout ce qu'il lui faut, à l'obèse rien que ce qu'il lui faut pour les besoins réels de l'organisme.

117. ***Emploi du tableau IV.*** — Ce rapport du poids à la taille étant facile à déterminer chez l'adulte,

(1) Quel que soit le rapport du poids à la taille, il y a, en outre, à tenir compte de cette particularité physiologique qu'un homme qui pèse peu dépense proportionnellement plus que celui qui pèse beaucoup. C'est pourquoi dans notre tableau IV, nous avons calculé les rations les plus faibles sur 32 calories par kilo, et les plus fortes sur 30 calories seulement.

nous l'adopterons pour l'emploi du tableau IV et dirons : *Quel que soit son poids, l'adulte doit choisir la ration qui égale en kilogr. les centimètres de sa taille, moins un mètre.* Ex. : l'homme de 1 m.60 prendra la ration de 60 kilogr. ; celui de 1 m. 70, la ration de 70 kilogr. ; etc.

Dans ce tableau, la plupart des aliments sont représentés en volume, par grandes ou petites cuillerées ; cette estimation n'est pas rigoureuse, mais suffit pour la pratique. Il n'y a réellement intérêt à être plus exact que pour l'aliment le plus nourrissant, le pain, et pour le plus toxique, la viande. A ceux qui comprendront la nécessité d'une mesure dans l'alimentation pour se garder en santé, nous demanderons donc seulement de peser leur ration de pain et de viande — non à chaque repas, mais une fois pour toutes, afin de se bien mettre *dans l'œil* la quantité à laquelle ils ont droit.

118. *Pour s'habituer à la ration hygiénique.* — Ce rationnement de la nourriture pourra paraître dur aux gros mangeurs, mais généralement les débuts sont seuls pénibles, car « l'habitude, si puissante pour créer les besoins, ne l'est pas moins pour émousser les privations ». Voici comment ils devront procéder pour s'accoutumer progressivement à la ration hygiénique.

D'abord et avant tout, s'obliger à mâcher consciencieusement tous les aliments, *et à les mâcher sans boire*, au moins pendant la première moitié du repas ; rien que par cet artifice on réduit *automatiquement* sa nourriture dans une proportion notable. Commencer le repas soit par un farineux (ou une soupe épaisse), soit par un légume, aliments qui garnissent immédiatement l'estomac. Se limiter à un ou deux plats. Éviter les épices : fuir les mets qui font manger sans faim, et choisir ceux qui engendrent vite la satiété (pain complet, ragoûts, œufs

TABLEAU IV. —

Ration pour un adulte de vie modérément active, et pesant ou devant peser	50 kilos 1.600 cal.
I. — LE MATIN	
Soit *pain et lait sucré* { Pain................	80 gr.
Lait (avec 6 °/₀ de sucre)	250 gr.
Soit *pain, beurre et fruits* { Pain complet........	80 gr.
Beurre..............	15 gr.
Fruits	200 gr.
II. — A MIDI	
1° *Un légume vert*...........................	2 gr. cuill. (1)
2° *Un aliment azoté* { Viande ou poisson (2).....	70 gr. (une côtel.)
ou œufs..................	un ou deux œufs
ou légumes secs (haricots, pois, lentilles, fèves)...	1 à 2 gr. cuill.
ou mieux un farineux { Riz, céréales, macaroni, etc......	2 gr. cuill.
Pommes de terre................	3 gr. cuill.
3° *Une salade* (facultative)....................	1 pet. assiet.
4° *Un dessert* { Fruits frais......................	150 gr.
ou compote équivalant après cuisson à	4 ou 5 pruneaux
ou confitures....................	2 pet. cuill.
ou lait caillé (sans crème)........	6 gr. cuill.
ou noix (poids brut moyen : 8 gr.)..	4 ou 5 noix
Brie, gruyère, etc. (dessert *supplémentaire,* à midi seulement).....	Pet. morceau.
Avec pain......................................	90 gr.
Boisson..	250 gr.
Sucre en nature (pour le café par exemple).......	10 gr.
III. — LE SOIR	
1° *Potage* avec 15 à 20 gr. de pain, tapioca, riz. etc.	Pet. assiet.
2° *Un légume vert ou une salade*................	Comme à midi
3° *Un dessert*..............................	Comme à midi
Avec boisson..................................	Comme à midi
Pain..	40 gr.
Condiments pour les repas de midi et du soir { Beurre.............	35 gr.
Sel................	5 à 6 gr.

(1) Par grande cuillerée, nous entendons une cuiller à soupe pleine,

(2) Tous les poids mentionnés dans ce tableau se rapportent à des fruits qui sont pesés tels qu'achetés.

60 kilos 1.900 cal.	70 kilos 2.180 cal.	80 kilos 2.440 cal.	90 kilos. 2.700 cal.
90 gr.	100 gr.	110 gr.	120 gr.
300 gr.	350 gr.	400 gr.	450 gr.
90 gr.	100 gr.	110 gr.	120 gr.
20 gr.	20 gr.	25 gr.	25 gr.
240 gr.	280 gr.	320 gr.	360 gr.
2 à 3 grandes cuillerées		3 à 4 grandes cuillerées	
80 à 100 gr. (un bifteck moyen)		110 à 130 gr. (un bon bifteck)	
deux œufs		deux ou trois œufs	
2 grandes cuillerées.		3 grandes cuillerées	
3 grandes cuillerées.		4 grandes cuillerées	
4 à 5 grandes cuillerées.		5 à 6 grandes cuillerées	
une assiettée moyenne.		une assiettée moyenne	
190 gr.	230 gr.	270 gr.	310 gr.
5 pruneaux		5 ou 6 pruneaux	
2 à 3 petites cuillerées		3 petites cuillerées	
7 à 8 grandes cuillerées		9 à 10 grandes cuillerées	
5 noix		5 ou 6 noix	
Morceau moyen (30 gr.)		Bon morceau (40 gr.)	
100 gr.	110 gr.	120 gr.	130 gr.
300 gr.	350 gr.	400 gr.	450 gr.
10 à 15 gr.		15 à 20 gr.	
Assiettée moyenne (300 gr.)		Grande assiettée (350 gr.)	
Comme à midi		Comme à midi	
50 gr.	60 gr.	70 gr.	80 gr.
40 à 50 gr.		50 à 60 gr.	
6 à 7 gr.		8 à 9 gr.	

mais non comble, telle qu'on la remplit naturellement en servant à table.
aliments pesés crus et sans déchets ; il n'y a d'exception que pour les

en place de viande) ou qui nourrissent peu sous un gros volume : pommes de terre, riz, châtaignes bouillies (peuvent remplacer le pain chez les insatiables), légumes verts, salade. Se rappeler que, pour quiconque a bon appétit, « *Assez est trop* » et quitter la table avant d'être rassasié. Entre les repas, tromper la faim en chiquant quelques feuilles de coca et en avalant la salive.

Pour rationner les boissons, s'obliger à boire à petites gorgées ; au besoin remplacer le grand verre habituel par un petit, ou même recourir au chalumeau. Fuir les boissons qui font boire sans soif, et se mettre à l'eau ou aux infusions chaudes et à peine sucrées, fades [**79**].

119. ***Contrôle de la ration.*** — En médecine, pas plus qu'ailleurs, il n'est point de règle sans exceptions, et, si l'expérience nous autorise à affirmer que notre ration peut convenir à la généralité des hommes, nous reconnaissons qu'elle ne saurait les contenter tous : il est des malades qui ne peuvent vivre qu'avec un excédent de nourriture. Cependant, telle qu'elle est, notre ration doit être essayée, quitte à y renoncer si, après quelques semaines, elle se montre insuffisante. Mais sur quels signes se basera-t-on pour décider si elle répond ou non aux besoins de notre organisme ?

Ce ne sera certes pas sur l'appétit. Rien de trompeur comme cette sensation. Absente chez quelques nerveux, elle les amène à se laisser mourir de faim ; dénaturée et démesurément amplifiée chez la plupart des hommes de notre époque, elle les conduit à se tuer lentement par un excès de nourriture.

La balance, si en faveur depuis plusieurs années, ne nous inspire qu'une confiance limitée ; ses renseignements donnent trop souvent lieu à des interprétations erronées. C'est ainsi que généralement on se réjouit d'engraisser, quand, en réalité — à moins d'être un maigre qui n'a pas son embonpoint normal — une augmentation de poids sensible et persistante démontre que l'organisme fatigué est devenu incapable d'utiliser convenablement la totalité des aliments ingérés; *l'homme bien portant qui engraisse est sur le seuil de la maladie.* Par contre, il est rare qu'on ne s'inquiète pas de maigrir, et pourtant, lorsqu'on est plus ou moins intoxiqué — qui ne l'est aujourd'hui? — cette chute de poids est l'indice que nos tissus s'épurent des poisons dont ils étaient imprégnés; *fût-il maigre, l'intoxiqué qui maigrit est sur la voie de guérison.* Est-on satisfait parce que son poids reste invariable? Nous avons expliqué au début de cet ouvrage [**4**] que cette immuabilité masque souvent une suralimentation que nous paierons plus tard.

En dernière analyse, il n'y a réellement qu'un cas dans lequel on puisse affirmer que la ration est insuffisante : c'est quand à un amaigrissement notable s'ajoute, *pendant des semaines,* un affaiblissement sans cesse progressif des forces, de l'activité physique ou cérébrale.

IX — Modifications de la ration-type.

Notre ration-type est calculée pour l'homme adulte, de 30 à 45 ans, menant une vie modérément active (professions libérales, fonctionnaires, employés, ouvriers ayant un petit travail manuel) et pour les saisons intermédiaires de nos climats tempérés. Mais, comme le régime, la ration doit varier avec le sexe et l'âge de l'individu, avec ses dépenses physiques (le travail cérébral n'entraîne pas de dépenses particulières [**63**]), et pendant l'hiver et l'été. Nous allons indiquer brièvement les modifications à y apporter dans ces différentes conditions de la vie.

120. *Ration de la femme.* — Il est un fait avéré : la femme profite mieux de la nourriture que l'homme. Peut être est-ce dû à ce que, destinée à porter et nourrir l'enfant, elle a été pourvue par la nature d'organes d'assimilation plus actifs. Quoi qu'il en soit, il résulte de cette particularité qu'elle doit, à poids égal, manger un peu moins que lui.

Enceinte, elle augmentera sa ration, mais modérément, surtout à la fin de la grossesse ; l'accouchement sera plus facile. *Nourrice*, elle pourra se montrer moins réservée, et réglera son alimentation de manière à ne point maigrir mais aussi à ne pas engraisser.

121. *Ration suivant l'âge.* — Comparativement à l'adulte, le mouvement vital est ralenti chez le vieillard [**100**], accéléré chez l'enfant ; de plus, il faut que ce dernier trouve dans sa nourriture non seulement les éléments d'entretien de son corps, mais aussi ceux de son accroissement. Notre ration-type de 30-32 calories doit donc être diminuée dans le premier cas, augmentée dans le second. Nous basant sur les calculs si réfléchis de Maurel, nous estimons de la façon suivante la valeur de la ration aux différents âges de la vie :

Avant un an : 70 à 75 calories, puis	60 à 65 calories	par kilogramme et par jour.
De 1 à 4 ans	55 à 60 —	
De 4 à 12 ou 14 ans	45 à 50 —	
De 12 ou 14 à 18 ou 20 ans	40 à 42 —	
Puis, jusqu'à 25 ou 30 ans	35 à 37 —	
De 30 à 45 ou 50 ans	30 à 32 —	
De 45 ou 50 à 70 ans	25 à 27 —	
Age très avancé	18 à 20 —	

Représenter ces rations en aliments usuels, comme nous l'avons fait pour l'adulte, est facile *tant que l'enfant ne se nourrit que de lait*, et nous avons déjà donné [**98**] les rations correspondant à cet âge de la vie. *Pour les* *années qui suivent,* il est impossible de dresser un tableau d'application générale, en raison de la diversité des aliments qui viennent successivement prendre place dans le régime. Mais ce qu'on ne peut faire pour la généralité, chacun peut le réaliser pour chaque cas particulier. Soit, par ex., un enfant de 3 ans pesant 12 kilogr.. La ration quotidienne devant être de 55 à 60 calories de 1 à 4 ans, mulplier 12 par 55 s'il est d'un embonpoint normal ou plutôt gros, par 60 s'il est maigre : on obtient ainsi 660 ou 720 calories. Voir alors au paragraphe [**98**] les aliments permis à cet âge et les traduire en calories à l'aide du tableau V (à la fin du volume), de manière à se rapprocher le plus possible de 660 ou de 720 calories. — Plus tard, *quand la nourriture est celle de l'adulte,* notre tableau IV peut être utilisé. Supposons un jeune homme de 16 ans, pesant 50 kilogr. Il a droit à 40 ou 42 cal. par kilogr. et par jour, soit à environ 2000 calories, c'est-à-dire à la même ration qu'un adulte de 65 kilos.

Mais ce sont là calculs fastidieux et, avouons-le, d'une portée pratique discutable, si ce n'est en cas de maladie. Ce qu'il faut pour un enfant, ce n'est pas tant le rationner (sauf cependant pour le pain et le sucre) que lui donner une nourriture qui ne surexcite pas un appétit déjà trop éveillé, *et lui apprendre à manger* — nous voulons dire à mâcher, comme on lui a appris à marcher et à parler. En même temps surveiller sa croissance par la pesée, dont l'interprétation expose ici à moins d'erreurs que chez l'adulte.

Il doit augmenter chaque jour :

De 20 à 30 gr. *au maximum* pendant le 1er et le 2e mois ;
de 20 à 30 gr. pendant les 3e et 4e mois ;
de 15 à 20 gr. pendant les 5e et 6e mois ;
de 10 à 15 gr. pendant les 7e et 8e mois ;
de 6 à 10 gr. de 9 à 12 mois ;
de 6 à 7 gr. de 1 à 2 ans.

Pendant la croissance, de 2 à 20 ou 25 ans :

A 2 ans,	pour une taille de	0m.75,	il doit peser environ	10 à 11 kilos ;
à 3 ans,	—	0,85,	—	12 »
à 5 ans,	—	1,00,	—	15 »
à 7 ans,	—	1,10,	—	18 »
à 8 ans,	—	1,15 à 1,20,	—	20 »
à 10 ans,	—	1,25,	—	25 »
à 12 ans,	—	1,35 à 1,40,	—	30 »
à 14 ans,	—	1,45 à 1,50,	—	38 à 40 »
à 15 ans,	—	1,55,	—	45 »
à 17 ans,	—	1,60,	—	50 à 55 »
à 20 ans,	—	1,65,	—	60 »

Si le nourrisson n'augmente pas régulièrement, si l'enfant ou l'adolescent restent sensiblement au-dessous de la taille de leur âge et surtout au-dessous du poids qu'ils devraient avoir pour leur taille, *(et cela, bien qu'ils digèrent à souhait)*, augmenter quelque peu ce qu'ils mangent habituellement ; — le diminuer, s'ils ont des troubles digestifs ou s'ils dépassent le poids de leur taille, s'ils tournent à l'obésité précoce. Rappelons que l'enfant et l'adolescent doivent être plus en chair qu'en graisse, avoir du râble et non du ventre [**98**].

Pour les vieillards, procéder comme pour les adultes [**116, 117**], mais en leur allouant seulement 20 à 30 cal. suivant qu'ils sont plus ou moins avancés en âge.

122. ***Ration suivant le travail physique.***—Notre ration-type suppose, avons-nous dit, une certaine activité physique, par exemple, 6 à 8 kilomètres de marche tous les jours. *Pour les gens de vie sédentaire*, elle constitue donc un maximum ; si l'on se trouve alité, on devra même la diminuer de 1/6me environ.

Par contre, l'ouvrier qui travaille d'une façon pénible et assidue sera dans l'obligation de l'augmenter dans une proportion variable et qu'il est assez difficile de déterminer. Lorsqu'il est entraîné à son métier, on peut estimer qu'il lui faut majorer la ration de ce qu'il pèse ou devrait peser d'environ 1.000 calories pour un *travail modéré de 8 à 10 heures*, de 2.000 calories pour un *travail très dur et fatigant*; rarement il est nécessaire d'aller au delà. S'il n'est pas entraîné, la majorer approximativement de 1.400 ou 2.500 calories, tant que le corps n'est pas habitué. Même règle pour le touriste.

Nous avons déjà expliqué [**25**] combien il est facile de réaliser cette augmentation de la ration avec les aliments usuels. Rappelons qu'elle doit porter d'abord sur le pain (l'aliment le plus nourrissant et le meilleur marché), puis sur les graisses ou les sucres, suivant que le travail est lent ou rapide, accessoirement sur les boissons dites hygiéniques [**35, 36**]. Inutile de se préoccuper de la ration d'albumine qui, par le fait même de l'ingestion d'une plus grande quantité d'aliments, s'accroît assez pour parer largement à l'usure musculaire. Cette usure, en effet, est des plus minimes, car, pour un travail qui croît comme 1-2-3, elle n'augmente que comme 1-1,10-1,17 (Laulanié). Par contre, la ration d'eau doit être doublée et même triplée, quand le travail est particulièrement pénible.

123. ***Ration d'hiver et d'été.*** — Les aliments ne subviennent pas qu'aux contractions musculaires, *plus des deux tiers* servent à chauffer la machine humaine. Or, on ne réfléchit pas assez que, ce besoin de chaleur diminuant considérablement en été, celui qui mange autant en juillet qu'en janvier fatigue inutilement son estomac et son organisme tout entier ; d'où des maladies que l'on met sur le compte de la température, quand la véritable cause en est dans l'excès relatif de la nourriture.

Donc, *en été et dans les climats chauds*, il est, non pas sage, mais vraiment nécessaire de diminuer la ration de 1/6e environ. *En hiver, et dans les pays froids*, l'augmenter d'autant et même plus si la température est très rigoureuse et si l'on vit beaucoup au dehors.

Spécifions que c'est la ration fondamentale (celle qui correspond au poids que l'on a ou devrait avoir) qui doit être seule diminuée ou augmentée, car il n'y a pas de raison pour que la ration de travail suive les fluctuations de la température. Exemple : pour un ouvrier pesant 65 kilogr. et faisant un travail modéré en hiver, la ration sera de 65 × 30 ou 32 calories = 2.000 calories + 300 calories (1/6e de 2.000, ration d'hiver) + 1.000 calories (ration de travail) ; total, 3.300 calories.

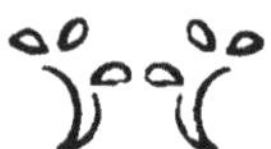

TROISIÈME PARTIE

Comment il faut manger.

X — Organisation des repas.

124. ***Nombre des repas.*** — De même que le régime et la ration, le nombre des repas doit varier avec le climat, l'âge, l'activité physique..., sans compter les exigences plus ou moins justifiées des estomacs et les obligations de la vie sociale. Nous ne pouvons donc formuler une règle absolue.

Très rares sont les hommes capables de travailler avec l'estomac vide ; il n'en est aucun qui soit dispos, lorsqu'il est trop plein. Aussi, contrairement à la plupart des hygiénistes, estimons-nous que, lorsqu'on digère bien, les repas doivent être assez rapprochés pour que, d'une part, cet organe soit constamment « occupé » au cours de la journée, — le repos de la nuit lui suffit ; pour que, d'autre part, on n'ait jamais *trop* faim en se mettant à table, — c'est le seul moyen d'éviter qu'on prenne plus de nourriture que n'en comporte la capacité du réservoir gastrique. Cependant, pour les bien portants, nous pensons qu'il y a rarement nécessité de faire plus de quatre repas : *déjeuner*, une heure après le lever ; *dîner*, entre 11 heures et midi, *goûter*, vers 4 ou 5 heures du soir ; *souper*, à 6 ou 7 heures, 8 heures au plus tard, de manière à laisser une intervalle d'au moins trois heures entre la fin du dernier repas et le coucher.

125. *Indications du goûter.* — Sous notre climat, le goûter est même inutile pour les adultes de vie modérément active, à moins que leurs occupations ne les obligent à trop éloigner le dîner du souper. Ce repas n'est vraiment nécessaire que pour les enfants, les gros travailleurs manuels, et dans les pays froids, c'est-à-dire dans les cas où les dépenses corporelles imposent une ration supplémentaire ; alors, faire un goûter substantiel. Dans les longues journées de tourisme, nous conseillons, par exception, de prendre jusqu'à cinq repas : au départ, à 9 heures, midi, 4 heures et 7 ou 8 heures du soir ; *manger avant d'avoir faim, boire avant d'avoir soif*, et se dévêtir avant d'avoir chaud, tel est le secret de l'endurance.

Le goûter est également indiqué chez les convalescents et les malades qu'on veut suralimenter ; *chez les gens qui, dormant mal, ont intérêt à réduire leur souper au strict minimum* ; enfin chez les dyspeptiques qui se plaignent sans cesse d'avoir « un vide » dans l'estomac. Notons que, chez ces derniers, il s'agit ordinairement d'une fausse faim, reconnaissable à ce que la moindre chose suffit à la calmer ; composer alors le goûter d'un simple gâteau sec ou d'une infusion chaude.

126. *Importance des différents repas.* — En France, nous avons l'habitude de faire au moins un grand repas, à midi, souvent deux, à midi et le soir. Celui du soir est un contre-sens ; à cette heure, l'estomac demande, suivant la juste observation de Pagès, plus de repos que de nourriture, et il n'y a que des avantages à se coucher l'estomac peu garni : *Qui dort, dîne*. Celui de midi ne nous paraît pas plus logique, au moins pour l'homme qui travaille du corps ou de l'esprit, attendu que, pour bénéficier d'un repas important, il faut avoir le loisir : 1° de l'ingérer ; 2° de le digérer. Rien de plus pénible et parfois de plus dangereux comme d'engloutir à la hâte trois ou quatre plats ou une grosse miche de pain, et de reprendre ensuite son labeur quotidien.

Les Anglais, gens pratiques, font généralement le matin, avant d'aller à leur travail, un *breakfast*, un déjeuner « confortable », puis trois repas moyens : *luncheon* à midi (un seul plat de viande avec légumes) ; *thé* ou café au lait, vers 4 heures, avec pain, beurre, confitures, pudding ; *dinner*, à 7 ou 8 heures (un seul plat de viande avec légumes). De cette façon, ils ont constamment le corps et l'esprit libres, et l'on a pu soutenir, non sans raison, que la supériorité des Anglo-Saxons en affaires est en partie due à ce qu'ils ne s'alourdissent pas à midi par un solide repas.

127. *Système des trois repas égaux*. — Nous devrions adopter leur système de repas à peu près égaux, et faire comme eux un déjeuner assez copieux le matin, afin de charger la machine de combustible avant de se mettre en route ; puis, dans le courant de la journée, nous contenter d'entretenir le feu ; enfin le laisser tomber le soir, pour assurer à l'estomac le repos de la nuit. Notre tableau IV n'est pas dressé sur ce plan : pour une ration de 2.000 calories, il donne environ 530 calories le matin, 830 calories à midi, 650 calories le soir ; mais il est facile de reporter sur le déjeuner (ou sur le déjeuner et le goûter) une partie du pain, du beurre et des aliments sucrés que nous attribuons au dîner et au souper.

A cette méthode on objectera que l'appétit fait souvent

défaut au saut du lit. Mais avec un repas du soir aussi sommaire que celui que nous conseillons, l'estomac défatigué s'éveille ordinairement lorsqu'on ouvre les yeux. S'il tarde à réclamer la nourriture, le stimuler par un verre d'eau, de vin sans alcool (laxatif) ou par un fruit juteux, par une friction générale ou une séance de gymnastique de chambre ; il est rare qu'une heure après il n'accepte pas avec plaisir le déjeuner « confortable » que nous voulons lui faire absorber.

Pour les gros mangeurs, il est même avantageux de faire dès le matin un repas complet, analogue à notre dîner de midi ; ils sont alors beaucoup moins talonnés par la faim dans la journée.

128. ***Composition du déjeuner.*** — Suivant sa composition, ce repas nourrit ou excite, pousse aux urines (est diurétique) ou facilite l'exonération intestinale (est rafraichissant). A chacun de choisir suivant les convenances de son estomac et les effets qu'il veut en obtenir.

1° Thé ou maté chaud et pain grillé beurré (excitant; l'est plus encore avec œufs ou jambon). — 2° Lait sucré ou café au lait et pain grillé (nourrissant; l'est plus encore avec beurre). — 3° Chocolat au lait et pain grillé (nourrit bien, mais constipe). Chocolat à l'eau, cacao au lait, farine cacaotée ou lactée et pain grillé (déjeuner plus digestible que le précédent). — 4° Soupe de la veille réchauffée au bain-marie, puis pain et beurre, fromage, confitures ou mieux compotes, fruits secs ou chocolat cru et un verre d'eau (nourrissant). Porridge (1) (nourrissant

(1) Gruau (ou flocons) d'avoine : cuire dans l'eau pendant plusieurs heures la veille, de manière qu'il ait une consistance pâteuse ; l'additionner de lait chaud sucré au moment de servir, ou le manger avec compote ou pruneaux et pain complet.

et rafraîchissant). — 5° Fruits de saison, fraises, cerises, prunes, raisin, bananes... avec pain complet, beurré ou non (rafraîchissant et diurétique). — 6° Lait caillé, sucré ou non, et pain complet (diurétique, rafraîchissant et désinfectant intestinal). Fromage à la crème et pain complet (rafraîchissant et nourrissant). — 7° Noix, noisettes ou amandes et pain complet, beurré ou non ; miel, ou beurre et miel [**113**], ou noix et miel et pain complet (très rafraîchissant; y ajouter un verre d'eau ou une infusion chaude).

129. ***Composition du dîner.*** — Commencer par légumes verts. Puis farineux, œuf ou viande. Salade, à la fin du repas, pour compléter la ration, si fort appétit, ou au début (quelques feuilles) pour le mettre en éveil. Fromage, inutile avec une alimentation riche [**90**]. Les fruits et autres desserts peuvent être reportés au goûter, si l'on veut alléger le dîner. Café, thé, si l'on n'en prend pas aux autres repas ; *deux tasses au plus de l'un ou de l'autre par jour* et jamais le soir, à moins d'être obligé de veiller. Les arthritiques préféreront le thé au café, ou remplaceront ces boissons par le café de malt [**81**].

130. ***Composition du goûter.*** — Ce repas sera nourissant ou seulement stimulant, suivant le but que l'on se propose [**125**]. — *Goûters plus ou moins nourrissants :* Fruits et pain. Lait caillé ou fromage crème et pain. Chocolat au lait ou à l'eau, farine cacaotée ou lactée au lait ou à l'eau, café au lait, lait pur ou sucré... et pain avec ou sans beurre. Pain et beurre, fromage, miel, confitures ou compotes, fruits secs ou chocolat cru... et eau. Œufs et décoctions de céréales (minéralisateurs). — *Goûters stimulants :* Thé ou maté et quelques gâteaux secs, gaufrettes, biscuits, madeleine, pain d'épice, tarte aux fruits... Si pesanteurs d'estomac, infusions bien chaudes d'anis, feuilles de cassis ou verveine. Si tiraillements, crampes ou ballonnement, infusions bien chaudes de camomille, menthe, tilleul, fleurs d'oranger... — *Si l'on veut seulement introduire de l'eau dans l'organisme :* Eau d'Evian, de Vittel...; fruits aqueux ; limonade, sirops, vin sans alcool coupé d'eau, bière.

131. ***Composition du souper.*** — Pendant le sommeil, tout dormant en nous sauf les myriades de microbes malfaisants qui peuplent l'estomac et l'intestin, les aliments du souper se putréfient au lieu de se digérer, si leur élaboration n'est pas suffisamment avancée. L'insomnie, les cauchemars, les accès d'asthme, la fatigue du matin... n'ont souvent pas d'autre cause que cette intoxication par le contenu de nos organes digestifs (Huchard).

Il importe donc que le repas du soir soit composé de mets simples, peu nombreux, de digestion facile et rapide, et en outre ni toxiques par eux-mêmes, ni excitants. *Donc pas de viande ; pas de café ni de thé.* Logiquement, on devrait se contenter soit d'une soupe épaisse [**94**] et d'un légume vert ou d'une salade, quand on la digère aisément, soit d'une soupe et d'un entremets sucré ou d'un dessert avec peu de pain et une très petite quantité de boisson. Lorsque le potage est au lait, les dyspeptiques agiraient sagement en le mangeant seul. Si l'on prend soupe, légume et dessert, faire prédominer l'un de ces trois plats, afin que les autres n'en soient que les accessoires. A ce repas plus qu'à tout autre, éviter les mélanges, pour peu que l'on dorme mal ou qu'on sente son estomac, car « quiconque sent qu'il a un estomac n'en possède déjà plus un bon ».

132. *Moment de boire.* — Bien que les boissons n'aient pas à subir une digestion dans la poche gastrique, du moins elles doivent y séjourner tant qu'elles n'ont pas été amenées à une température et une densité voisines de celles des autres liquides de notre organisme [**67**]. Cette mise en équilibre est impossible lorsque l'estomac est simultanément occupé par une quantité notable de boissons et d'aliments solides : d'où des fermentations vicieuses, auxquelles on ne peut parer qu'en ayant un moment pour boire, un autre pour manger.

Donc, *en mangeant boire peu,* un verre, deux au plus, à la fin du repas et par petites gorgées espacées. Si, avec cette ration de liquide, les urines sont rares, rouges ou chargées, si les garde-robes sont sèches et d'expulsion difficile, boire en outre soit une demi-heure avant, soit trois à quatre heures après les repas. Devront procéder de même les dilatés dont l'estomac gargouille et clapote, et les intoxiqués.

Exemple d'un *régime avec séparation des liquides et des solides :* 1° Au réveil, eau d'Évian, Vittel, Pougues, Vichy... suivant indications du médecin (1), ou fruits juteux (oranges en hiver); infusions chaudes de fleurs de reine-des-prés ou de feuilles de cassis pour les rhumatisants digestifs ; bouillon de légumes ou jus d'herbes [**114**] lorsqu'on veut reminéraliser; tisanes amères (quassia amara, gentiane, pensée sauvage) si l'appétit est languissant. Une heure après, déjeuner. — 2° A 11 h. ou 11 h. 1/2, comme le matin ou lait caillé. A midi, dîner. — 3° Dans la journée, si l'on goûte, choisir parmi les aliments énumérés ci-desssus [**130**] les plus riches en eau. Sinon,

(1) Pour agir spécialement sur les reins, prendre ces eaux minérales au lit, 300 à 400 gr. en 3 fois à un quart d'heure d'intervalle. Les faire chauffer préalablement, si elles sont naturellement chaudes à leur source.

prendre une-demi-heure avant souper : eau minérale, fruits, lait caillé, infusion chaude de reine-des-prés ou cassis, bouillon ou tisane amère. — 4° En se couchant, 3 heures après souper, eau minérale, fruits ou thé de pommes, infusion chaude de tilleul, de fleurs d'oranger, etc.

Autre méthode de boire, excellente mais non toujours pratique : avoir à côté de soi un verre d'eau et en avaler une gorgée toutes les dix minutes. Pratiquée dans la matinée, elle rend service aux constipés (Kneipp) ; en outre, elle désaltère très bien.

133. ***Écarts de régime.*** — Un des principes d'hygiène alimentaire qui paraît le moins discutable est celui qui dit : Ne faites point d'écarts de régime, et soyez réguliers dans vos heures de repas. Cette règle, nécessaire pour les malades, a un gros inconvénient pour les bien portants : elle les rend, comme le remarque Monteuuis, d'une désolante susceptibilité aux moindres infractions.

Faire de loin en loin un écart alimentaire qui oblige accidentellement nos organes digestifs à suractiver leur fonctionnement, constitue pour eux une gymnastique fortifiante et salutaire ; manger de temps à autre avant ou après l'heure habituelle nous empêche de devenir les esclaves de notre estomac. En hygiène, comme en tout, l'excès est un défaut : ne soyons pas toujours ni trop ascètes, ni trop ponctuels, quand la santé nous le permet.

XI — Avant, pendant et après les repas.

134. ***Avant et après les repas.*** — Dans notre vie de gens pressés, le repas est souvent une corvée qu'on expédie au plus vite. Si court que soit le temps dont on dispose, on doit cependant prendre au moins deux précautions : *Avant le repas, se laver les mains* (indispensable pour les ouvriers maniant des substances toxiques) ; *après, se laver la bouche* et, avec le cure-dents, se débarrasser des détritus alimentaires qui, en s'altérant, détermineraient la carie de nos instruments de mastication. Se rappeler que garder ses dents — et s'en servir —, c'est garder son estomac.

En outre, ne point s'asseoir à table immédiatement après une course rapide ou un exercice violent, pas plus d'ailleurs qu'après un travail cérébral absorbant. L'estomac, pour entrer en fonction, a besoin d'une certaine dose d'influx nerveux et de sang; si on le charge d'aliments alors que ces éléments de vitalité sont accaparés par les muscles ou le cerveau, on se prépare presque fatalement une indigestion ou au moins une mauvaise digestion.

On court les mêmes risques en se remettant au travail aussitôt après avoir mangé, surtout si le repas a été abondant ou absorbé au galop et incomplètement mastiqué. La reprise immédiate du travail n'est généralement possible qu'après les petits repas égaux que nous préconisons ; elle ne doit être permise qu'à ceux qui ne sentent pas leur estomac en se levant de table.

135. ***Repos et exercice.*** — Pour les fatigués, les nerveux déprimés et les grands dyspeptiques, un repos *avant* et après les repas est une nécessité ; — un quart d'heure ou une demi-heure avant, une heure ou plus après ; ce n'est point du temps perdu, car ils ne travailleront que mieux ensuite. Ce repos se prendra couché sur une chaise-longue ou un lit, et bien couvert ; au besoin, compresses chaudes sur l'estomac et bouillotte aux pieds.

Pendant ce repos, doit-on dormir ? En thèse générale, non. Pourtant, il en est qui se trouvent bien de s'abandonner quelques minutes au sommeil. A chacun d'agir suivant son expérience personnelle.

Enfin, lorsque la digestion est en route, la compléter par un courte promenade à allure modérée. Chez ces malades, le repos commence la digestion, l'exercice la termine (Lagrange). C'est ainsi que doit être comprise la maxime chère à nos hygiénistes d'autrefois : « On digère autant avec ses jambes qu'avec son estomac. »

136. *Pendant les repas.* — « La digestion, affirme Monteuuis, avant d'être une question de chimie, est une question de nerfs. » De fait, aucun de nos organes n'est peut-être autant que l'estomac influencé par la disposition de notre esprit. Une émotion, une contrariété, des préoccupations d'affaires ou de ménage suffisent pour arrêter la digestion gastrique ; inversement, nombre de dyspeptiques ne digèrent bien qu'en compagnie d'aimables convives qui les font penser à autre chose qu'à leur régime et à leurs sempiternelles misères. Un grain de bonne humeur est le meilleur des assaisonnements : « le repas doit être une pause dans la vie, où le cœur se dilate, pendant que l'estomac se réconforte. »

Pour les solitaires, un livre, un journal, constituent une société qu'on aurait tort, à notre avis, de leur interdire, à condition toutefois que la lecture n'exige pas une grande contention d'esprit [**134**]; que, d'autre part, le lecteur ait une telle habitude de mastiquer que ses dents s'acquittent de leur tâche automatiquement.

137. *Comment on apprend à mastiquer.* — Nous avons assez insisté dans cet ouvrage sur la mastication pour n'avoir plus à démontrer qu'elle est, en hygiène alimentaire, aussi importante que le régime et la ration. Pour terminer sur une note pratique, montrons comment on doit procéder pour « apprendre » à mastiquer.

D'abord, se convaincre de l'utilité d'une mastication bien faite (voir notamment [**67**]). Puis, se rappeler que pour faire son éducation sur ce point, il faut le vouloir, le vouloir bien, le vouloir longtemps.

Prenez le temps de manger, disons-nous aux hommes de bonne volonté, et, si vous ne l'avez pas, mangez moins plutôt que vite.

Apprenez en premier lieu à mâcher le pain, — le reste viendra de soi-même. Mangez-le à part, sec, par grosses bouchées ; *montre en main*, broyez-le patiemment pendant 20, 30, 40 secondes, promenez-le dans la bouche pour qu'il s'imprègne de salive, savourez-le, et ne l'avalez que quand il est réduit en bouillie semi-liquide. Agissez de même pour tous les aliments, pour toutes les boissons ; mâchez le lait [**78**], la bouche fermée, en le brassant longuement avec la langue et les joues ; mâchez les soupes, les purées, les hachis....

Surtout pas de masticateur mécanique qui, s'il remplace les dents, ne supplée pas à la salive. Si votre mâchoire est dépeuplée, ayez recours au dentiste, ou choisissez des aliments qui se broient aisément sans cependant dispenser de mastiquer [**77, 84**].

Enfin, habituez-vous à mâcher sans boire, au moins dans la première moitié du repas [**118**] ; vous éviterez ainsi sûrement de déglutir les aliments avant de les avoir convenablement insalivés.

Craignez-vous d'oublier vos belles résolutions ? Placez bien en évidence devant vous une assiette contenant des tranches de pain grillé, quelques feuilles de salade ou des noix, des amandes.. ; puisez-y de temps à autre. Ces aliments ne pouvant s'avaler sans au moins quelques coups de dents, vous remettront en mémoire que, « *si manger peu est bien, mastiquer beaucoup est mieux.* » C'est le principe fondamental de l'hygiène diététique, puisqu'en mastiquant beaucoup, on est certain de manger peu et de manger bien.

Conclusions

Pour être rationnelle, l'alimentation doit être *ou mixte* avec grande prédominance de produits tirés du règne végétal, *ou végétarienne* (aliments végétaux, plus lait et œufs). Elle doit, en outre, pour chaque aliment, tenir compte de sa triple valeur : excitante, nutritive et toxique.

Comme qualité et quantité, l'alimentation variera suivant l'âge et l'état de santé, l'activité physique ou cérébrale, les saisons et les climats. Les conclusions suivantes ne s'adressent qu'à l'adulte bien portant.

1° ***Comme qualité :*** A. Les *aliments à base d'amidon* (pain, céréales et pâtes alimentaires, pommes de terre, légumes secs) constitueront le fond de la nourriture. Y adjoindre : des *aliments sucrés* en été, pour les travaux musculaires de vitesse et le travail cérébral ; des *aliments gras* (très économiques) en hiver et pour les travaux musculaires lents et soutenus. Ces trois types d'aliments excitent peu, nourrissent beaucoup, n'intoxiquent que si l'on en abuse avec vie sédentaire. En tout temps et pour tous les travaux, les *légumes frais* et les *fruits* sont nécessaires comme antitoxiques et minéralisateurs.

B. La *viande* excite plus qu'elle ne nourrit; est un médiocre aliment de travail physique ou cérébral, propice à l'effort seulement et non à la durée ; intoxique à la longue par usage habituel. Les *boissons alcooliques* excitent presque sans nourrir, donc fatiguent et usent l'organisme ; constituent un aliment de travail mauvais et cher, un aliment de calorification médiocre et cher ; intoxiquent par usage habituel. De même le *café* et le *thé*, quand on en abuse. — Donc ne pas s'habituer à ces excitants, surtout si vie sédentaire ; ils ne donnent qu'un coup de fouet, et moins on en use, plus ils font d'effet lorsqu'on veut y recourir pour un coup de collier.

C. Le *lait* et les *œufs* nourrissent et engraissent, mais sans donner de force ; conviennent aux enfants, aux malades et aux convalescents plus qu'aux adultes bien portants, pour lesquels ils ne doivent être qu'un accessoire de l'alimentation.

2° ***Comme quantité :*** L'homme a une tendance naturelle à se suralimenter. Presque toujours il y a trois parts à faire dans ce que nous mangeons : une pour nos besoins réels, une pour la sensualité, une pour la préparation des maladies à venir ou l'entretien des maladies présentes.

La part des besoins réels de notre organisme est environ de 2.000 calories pour un homme de poids moyen, menant une vie sédentaire ou modérément active (professions libérales, fonctionnaires, employés, petits travaux manuels). Le travail cérébral n'exige aucun supplément de ration. Pour les travaux musculaires de force, augmenter la ration de 1.000 à 2.500 calories suivant la quantité de travail et l'entraînement de l'individu. L'augmenter aussi en hiver et dans les pays froids, mais la diminuer sensiblement en été et dans les climats chauds.

Pour s'habituer à cette ration réduite : Mâcher à fond et sans boire, au moins au début du repas. — Peser, une fois pour toutes, son pain (4 gr. par kilogr. du poids du corps et par jour avec vie peu active) et sa viande (1 gr. à 1 gr. 50). — Limiter le nombre des plats : « Plus on met de plats sur la table, plus il faut prendre de remèdes. » A midi, un légume d'abord ; puis un farineux, une viande ou des œufs ; un dessert. Le soir, soit une soupe épaisse et un légume, soit une soupe épaisse et un entremets ou un dessert ; ni viande, ni café, ni thé. — Fuir les mets qui font manger sans faim, les boissons qui font boire sans soif. — Se rappeler que, quand on a de l'appétit : « Assez est toujours trop. »

3° ***Comment il faut manger :*** Avoir une cuisine simple : plus un aliment se rapproche de son état naturel, plus il est bienfaisant. *Saler et assaisonner modérément* ; graisser fortement, si l'estomac le permet. Manger les légumes en leur saison ; ne pas les « blanchir » et les cuire dans leur jus, à petit feu.

Faire trois repas à peu près égaux ; quatre si nécessaire pour n'avoir jamais trop faim en se mettant à table, et lorsqu'on fait des travaux de force.

Avant le repas, se laver les mains ; après, se laver la bouche. Se reposer avant et après pour peu qu'on sente son estomac.

Pendant le repas, faire trêve à toute préoccupation : « Le repas doit être une pause dans la vie, où le cœur se dilate, pendant que l'estomac se réconforte. » *Boire peu*, par petites gorgées et à la fin du repas seulement, (une demi-heure avant ou trois heures après, si soif dans l'intervalle). — *Mâcher beaucoup*, par grosses bouchées, et mâcher tous les aliments même liquides (soupes, lait), surtout le pain et les farineux, en se souvenant que : « Si manger et boire peu est bien, mastiquer beaucoup est mieux. »

Tableau V. — *Composition et valeur énergétique des aliments usuels.* (1)

Pour 100 grammes des aliments ci-dessous (2), on a :	EN CALORIES				EN GRAMMES	
	Total des calories.	Albumine.	Graisse.	Amidon ou Sucre.	Sels minéraux.	Eau.
I. Aliments de croissance ou de réparation (chez les convalescents).						
Lait de femme (moyenne générale).	64	8	32	24	0.3	90
Lait de vache (moyenne générale).	66	15	30	21	0.7	90
Lait de vache écrémé........	40	12	10	20	0.7	90
Lait caillé : Voir IV.						
Farine lactée (moyenne)......	400	43	40	320	1.8	5
Deux *œufs* entiers..........	150	54	100	—	0.9	60
II. Aliments surtout minéralisateurs.						
Légumes herbacés : épinards, oseille, salades diverses, céleri, poireaux, asperges, etc.	30	7	—	25	1.2	90
Chou-fleur	30	8	—	20	0.9	90
Choux divers..............	40	10	—	30	1	90
Haricots verts.............	40	8	—	30	0.7	90
Petits pois frais...........	90	23	—	65	0.9	80
Flageolets frais............	130	28	—	100	1.8	60
Racines : carottes, navets, salsifis, etc...............	50	5	—	45	1	85
Artichaut	70	10	—	60	0.9	80
Citrouille (potiron), melon....	30	2	—	30	0.6	90
Oignon frais...............	50	6	—	40	0.6	90
Tomate, aubergine, concombre.	20	3	—	15	0.5	95
Champignons frais	40	9	—	30	1.2	80
Choucroûte................	30	5	—	25	2 5	90

(1) Ce tableau est un résumé de ceux d'Alquier, qui dans ses *Aliments de l'homme* (Paris, 1906) a condensé les innombrables analyses d'aliments faites jusqu'alors. Pour les traduire en calories, nous nous sommes servi des coefficients d'Atwater (voir **11**) et nous avons arrondi les chiffres.

(2) Ce poids de 100 gr. correspond aux aliments pesés crus et sans déchets, *sauf pour les fruits* dont la composition est établie sans défalcation des noyaux, enveloppes....

Pour 100 grammes des aliments ci-dessous, on a :	EN CALORIES				EN GRAMMES	
	Total des calories.	Albumine.	Graisse.	Amidon ou Sucre.	Sels minéraux.	Eau.
Moyenne des *fruits frais* divers.	60	2	—	55	0.6	70
Figues fraîches	70	4	—	65	0.6	80
Raisin, prunes, bananes	60	3	—	55	0.7	70
Poire, pomme, cerises, abricots.	50	2	—	45	0.5	70
Pêches, fraises, framboises	40	2	—	35	0.6	80
Orange	30	1	—	30	0.4	60
Raisin sec, dattes et figues sèches	250	8	—	240	2	20
Pruneaux et autres fruits secs.	230	5	—	225	1.7	20
Vin sans alcool (moyenne)	60	1.5	—	60	0.3	80
III. Aliments énergétiques, producteurs de force et de chaleu r						
Fruits et vin sans alcool : Voir II.						
Sucre	400	—	—	400	—	—
Miel et confitures	300	—	—	300	0.4	—
Gâteau madeleine	470	30	240	200	0.5	—
Gaufrettes de toutes sortes	420	30	110	280	1.2	—
Biscuits et gâteaux secs variés.	400	40	80	280	1.8	—
Brioche	390	27	120	240	1.6	—
Pain d'épice	350	23	30	300	1.7	—
Pain blanc { pain riche de fantaisie.	280	23	5	250	0.4	35
Pain blanc { moyenne des pains ordinaires	260	32	10	220	1	35
Pain complet de bonne qualité.	260	38	15	210	2	35
Pâtes alimentaires (macaroni, semoule, etc.)	360	47	5	310	1	—
Céréales : blé, orge	360	45	15	300	2.5	—
Avoine	390	55	55	280	1.8	—
Maïs, millet	360	30	30	300	1.5	—
Riz	360	25	5	330	0.5	—
Tapioca, arrow-root, fécule de pommes de terre	350	3	—	345	0.3	—
Blé vert	100	12	10	80	0.7	75
Châtaignes fraîches	170	13	20	140	0.9	40
Pommes de terre	100	7	—	90	1.3	75
Légumes secs : haricots, pois, lentilles, fèves	330	80	—	250	3	—
Revalescière	340	60	—	280	4	—

Pour 100 grammes des aliments ci-dessous, on a :	EN CALORIES				EN GRAMMES	
	Total des calories.	Albumine.	Graisse.	Amidon ou Sucre.	Sels minéraux.	Eau.
IV. Aliments énergétiques surtout producteurs de chaleur.						
Petit suisse et gervais........	400	40	360	—	1	50
Crème fraîche..............	240	17	220	—	0.5	70
Fromage à la crème (3 de caillé, 1 de crème)..............	110	20	90	—	1	80
Lait caillé (de consistance gélatineuse)................	70	23	45	—	1	90
Petit cœur (sans crème)......	90	42	50	—	0.7	80
Fromage blanc salé.........	190	130	60	—	4	50
Bondon, Brie, Camenbert....	300	75	220	—	5	50
Pont-Lévêque, Port-Salut.....	330	95	240	—	3	40
Gruyère, Hollande..........	380	130	250	—	5	35
Parmesan..................	350	170	180	—	7	30
Fromage de chèvre..........	350	145	200	—	8	30
Roquefort, Gorgonzola.......	350	100	250	—	5	40
Noix, noisettes, amandes sèches....................	350	35	315	—	2	—
Bromose...................	420	65	200	150	1.8	—
Beurre de coco (cocose, végétaline)..................	760	20	740	—	1	—
Beurre de vache...	740	—	740	—	1.6	—
Huile d'olives, de noix, d'arachides........	840	—	840	—	—	—
Saindoux.................	840	—	840	—	—	—
Graisses de bœuf ou mouton, margarine................	760	—	760	—	—	—
Lard frais ou salé..........	580	35	540	—	?	—
Chocolats divers............	450	23	200	230	2.3	—
Cacao.....................	450	70	235	145	6.2	—
V. Aliments excitants digestifs et généraux.						
Café grillé................	100	12	45	45	4	—
Thé.....................	90	8	—	80	3.8	—
Bouillon de bœuf...........	10	3	7	—	1.4	98
Moyenne de toutes les *viandes de boucherie et basse-cour*, mi-grasses...	200	80	120	—	1	70
Moyenne de toutes les *viandes de boucherie et basse-cour*, grasses.....	350	70	280	—	0.9	50
Moyenne de toutes les *viandes de boucherie et basse-cour*, bas morceaux.	180	77	100	—	0.9	70
Moyenne des divers *gibiers*...	130	103	30	—	1.5	70

Pour 100 grammes des aliments ci-dessous, on a :	EN CALORIES				EN GRAMMES	
	Total des calories.	Albumine.	Graisse.	Amidon ou Sucre.	Sels minéraux.	Eau.
Cheval (viande moyenne).....	110	95	15	—	1	70
Veau (viande moyenne)......	170	85	85	—	1	70
Bœuf (viande moyenne)......	200	80	120	—	1	65
Mouton et agneau (viande moyenne)	300	70	230	—	1	55
Porc { viande moyenne.......	360	64	300	—	0.7	50
Porc { viande grasse........	460	50	410	—	0.6	40
Jambon..................	320	64	260	—	6	50
Poulet gras................	200	80	120	—	1	65
Oie grasse................	370	70	300	—	0.5	50
Perdreau..................	120	100	20	—	1.5	70
Lapin, lièvre..............	130	105	25	—	1.4	70
Cervelles de divers animaux de boucherie..........	120	40	80	—	1.3	80
Foie, rognon..............	130	83	45	—	1.3	75
Ris de veau..............	130	120	5	—	1.6	70
Pieds et tête de veau........	200	95	100	—	0.5	65
Foie gras, rillettes..........	520	80	440	—	2	30
Boudin, cervelas...........	500	110	390	—	5	25
Chair à saucisse...........	400	80	320	—	3	45
Galantine...............	230	180	50	—	2.5	50
Poissons de mer et de rivière (moyenne générale)........	120	73	45	—	1.2	80
Anguille..................	300	60	240	—	0.8	60
Maquereau, saumon, alose....	170	80	90	—	1.3	70
Turbot..................	140	70	70	—	1	75
Hareng frais...............	120	73	50	—	1.7	75
Truite, carpe, brème........	110	77	30	—	1.2	80
Mulet, rouget, bar, éperlan...	100	75	25	—	1.2	80
Raie..................	100	86	10	—	1.2	80
Sole, merlan, colin, dorade, morue fraîche............	80	70	5	—	1.4	80
Morue salée (après dessalage)...	90	82	10	—	2.5	75
Crustacés (homard, écrevisses, crevettes)...............	100	85	15	—	2	75
Mollusques (huîtres, moules, escargots)...............	60	50	10	—	2	85
Thon et sardines à l'huile.....	250	115	135	—	6	50

Boissons alcooliques. Pour 100 grammes on a :	EN CALORIES				EN GRAMMES	
	Total des calories.	Albumine.	Alcool.	Hydrates de carbone.	Sels minéraux.	Eau.
Vin (moyenne générale)......	60	1	50	10	0.2	90
Petits vins.............. ..	50	1	40	10	0.2	92
Cidre (moyenne générale)....	30 à 40	?	20 à 30	10	0.2	93
Bières françaises et anglaises (moyenne générale)........	40 à 60	2	20 à 40	20	0.2	90
Vermout..................	140	—	140	—	—	80
Eau-de-vie (moyenne générale).	300	—	300	—	—	60
Chartreuse jaune, anisette....	400	—	270	130	—	60
Absinthe (moyenne générale)..	450	—	450	—	—	35

TABLEAU VI. — *Valeur vénale de l'énergie contenue dans les aliments usuels* (1).

Aliments économiques.	Les 100 calories coûtent environ :	Aliments relativement chers.	Les 100 calories coûtent environ :
Pain ; légumes secs ; châtaignes............. Saindoux : végétaline... Sucre............... Fromage blanc salé ...	de 1 à 2 cent.	Crème fraîche.......... Œufs................. Jambon............... Maquereau; thon, sardine à l'huile ; morue..... Petits pois, poireaux, épinards, oseille, choux et choucroûte (2)..... Gruyère, Pont-Lévêque, Port-Salut.......... Camembert, Brie, Hollande. Raisin (frais et sec), prunes, cerises...... Vin à 50 cent. le litre...	de 10 à 15 cent.
Pommes de terre; riz; macaroni et pâtes alimentaires; semoules et farines de blé, orge, maïs, etc........... Huile d'olives......... Noix et figues sèches... Pain d'épice..........	3 cent.		
Lait................. Viande de boucherie (morceaux de 2e et 3e catégories). Moules.............. Boudin, saucisse; porc salé.............. Beurre et lard salé..... Miel, confitures ; pruneaux.............. Biscuits secs et macarons. Petits vins à 30 cent. le lit.	5 cent.	**Aliments chers.** Viande de boucherie (1re catég.) ; foie de veau. Poulet, dinde; galantine; lapin.............. Anguille, raie, merlan, colin.............. Chou-fleur, chicorée, laitue, haricots verts, navets (2)............ Fraises, poires, pommes, pêches, abricots.....	de 15 à 30 cent.
Viande de boucherie (morceaux de 2e et 3e catégories); tête de veau ; oie..... Hareng frais; hareng saur. Rillettes, andouillettes.. Carottes, haricots nouveaux (2)........... Amandes sèches....... Chocolat............ Vin à 40 cent. le litre...	8 cent.	**Aliments très chers.** Ris de veau, rognons... Lièvre, perdreau....... Saumon, turbot, sole... Huitres et homard...... Artichauts et asperges..	de 30 cent. à 1 franc et plus.

(1) D'après Alquier, qui s'est basé sur les prix moyens de Paris.

(2) Les assaisonnements gras coûtant très peu, le prix de l'énergie fournie par ces aliments est sensiblement abaissé pour peu qu'on y ajoute du saindoux, de l'huile, du beurre, etc.

INDEX

Les chiffres renvoient aux numéros d'ordre des paragraphes. — Lorsque le sujet est traité dans plusieurs paragraphes qui se suivent, la table n'indique que le numéro du premier.

Bibliothèque Larousse

LITTÉRATURE (*Suite*)

Corneille : Théâtre choisi illustré. Avec biographie et notes, par H. CLOUARD. *Trois vol.* ill. de 24 gr. dont 13 hors texte. Chaque vol., br., **1** fr.; rel. **1 fr. 30**
En *un seul volume*, reliure demi-peau, tête dorée. . . . . **6 francs**

Molière : Théâtre complet illustré. Avec biographie et notes, par Th. COMTE, agrégé de l'Université. *Sept volumes* illustrés de 63 gravures, dont 36 hors texte d'après BOUCHER. Chaque volume, broché, **1** fr.; relié toile souple. . . **1 fr. 30**
En *deux volumes*, reliure demi-peau, tête dorée. . . . . **13 francs**

La Fontaine : Fables illustrées. Avec biographie et notes, par M. MOREL, agrégé de l'Univ. *Deux vol.* ill. de 24 grav. Chaque vol., br., **1** fr.; rel. **1 fr. 30**
En *un seul volume*, reliure demi-peau, tête dorée. . . . . **4 fr. 50**

Boileau : Œuvres poétiques illustrées. Avec biographie et notes, par L. COQUELIN. 8 gr. et 1 autogr. Br., **1** fr.; rel. t. souple, **1** fr. **30**; demi-peau. **3 francs**

Bossuet : Oraisons funèbres, Sermons. Avec biographie et notes, par Henri CLOUARD. *Deux vol.* illustrés de 18 grav. Chaque vol., br., **1** fr.; rel. t. **1 fr. 30**
En *un seul volume*, reliure demi-peau, tête dorée . . . . **4 fr. 50**

Mme de La Fayette : La Princesse de Clèves. Avec biogr. et notes, par L. COQUELIN. 7 grav. dont 2 h. t. Broché, **1** fr.; rel. t. **1** fr. **30**; demi-peau. **3 francs**

Abbé Prévost : Manon Lescaut. Avec biographie et notes, par GAUTHIER-FERRIÈRES. 11 grav. Broché, **1** fr.; rel. t. souple, **1** fr. **30**; demi-peau. **3 francs**

Chateaubriand : Œuvres choisies illustrées. Avec biographie et notes, par DUPOUY, agrégé de l'Univ. *Trois vol.*, 17 grav. Chaque vol., br., **1** fr.; rel. **1 fr. 30**
En *un seul volume*, reliure demi-peau, tête dorée. . . . . **6 francs**

Stendhal : La Chartreuse de Parme. Avec biographie et notes, par DUPOUY. *Deux vol.* ill. de 4 gr. hors texte. Chaque vol. br., **1** fr.; relié. **1 fr. 30**
En *un seul volume*, reliure demi-peau, tête dorée. . . . . **4 fr. 50**

Balzac : Œuvres choisies illustrées. *Huit volumes* ill. de 7 gr. et 2 autogr. (*Le Père Goriot*, 1 vol.; *Eugénie Grandet*, 1 vol.; *La Cousine Bette*, 2 vol.; *Le Cousin Pons*, 1 vol.; *Le Lys dans la vallée*, 1 vol.; *Le Médecin de campagne*, 1 vol.; *La Peau de chagrin*, 1 vol.). Chaque vol., br., **1** fr.; relié toile . . . . **1 fr. 30**
Les huit volumes reliés toile, sous étui. . . . . **11 francs**
En *trois volumes*, reliure demi-peau, tête dorée. . . . . **16 fr. 50**

Musset : Œuvres complètes illustrées. *Huit volumes* ill. de 7 gr. et 2 autogr. (*Premières poésies*, 1 vol.; *Poésies nouvelles*, 1 vol.; *Comédies et Proverbes*, 3 vol.; *Confession d'un enfant du siècle*, 1 vol.; *Contes*, 1 vol.; *Nouvelles*, 1 vol.). Chaque vol., broché, **1** fr.; relié toile. . . . . **1 fr. 30**
Les huit volumes reliés toile, sous étui. . . . . **11 francs**
En *trois volumes*, reliure demi-peau, tête dorée. . . . . **16 fr. 50**

Anthologie des écrivains français du XVIIIe siècle. Avec biographies et notes, par GAUTHIER-FERRIÈRES. *Deux volumes* (Poésie, 1 vol.; Prose, 1 vol.). 61 portraits, dont 8 h. t. et 56 autogr. Chaque vol., br., **1** fr.; rel. toile. **1 fr. 30**
En *un seul volume*, reliure demi-peau, tête dorée. . . . . **4 fr. 50**

Anthologie des écrivains français du XIXe siècle. Avec biographies et notes, par GAUTHIER-FERRIÈRES. *Quatre volumes* (Poésie, 2 vol.; Prose, 2 vol.). 89 portr. dont 16 h. t. et 83 autographes. Chaque vol., broché, **1** fr.; relié toile. **1 fr. 30**
En *un seul volume*, reliure demi-peau, tête dorée. . . . . **7 francs**

2° *Études littéraires.* — Conçus sur un plan uniforme, les volumes ci-dessous comportent, avec la vie des écrivains, l'étude de leur œuvre accompagnée d'extraits caractéristiques.

Montaigne, par Louis COQUELIN. 6 grav. Br., **0** fr. **75**; relié toile. **1 fr. 05**
Musset, par GAUTHIER-FERRIÈRES. 4 grav. Br., **0** fr. **75**; relié toile. **1 fr. 05**

Envoi franco contre mandat-poste (pour l'étranger, ajouter 20 cent. par vol.).

Bibliothèque Larousse

LITTÉRATURE (Suite)

Daudet, par P. et V. MARGUERITTE, etc. 8 gr. Br., 0 fr. 75; rel. toile. 1 fr. 05
Schiller, par Ch. SIMOND. 4 gravures. Broché, 0 fr. 75; relié toile. 1 fr. 05
Gœthe, par Ch. SIMOND. 4 gravures. Broché, 0 fr. 75; relié toile. 1 fr. 05
Tolstoï, par OSSIP-LOURIÉ. 4 gravures. Broché, 0 fr. 75; relié toile. 1 fr. 05
Ibsen, par OSSIP-LOURIÉ. 4 gravures. Broché, 0 fr. 75; relié toile. 1 fr. 05

3° *Histoire de la Littérature.* — Cette section mettra à la disposition du public, sous une forme peu coûteuse, d'excellents précis des diverses littératures, pour la plupart desquelles il n'existait guère jusqu'ici que des traités d'un prix assez élevé.

La Littérature française au XIXe siècle, par Ch. LE GOFFIC. 76 gravures. Broché, 1 fr. 75; relié toile. . . . . 2 fr. 25
Littérature anglaise, par W. THOMAS. 56 gr. Br., 1 fr. 20; rel. t. 1 fr. 50
Littérature italienne, par G.-M. GATTI. 23 gr. Br., 1 fr.; rel. toile. 1 fr. 30
Histoire de la Littérature russe, par Louis LEGER, membre de l'Institut. Nombreuses gravures. Broché, 0 fr. 75; relié toile. . . . . 1 fr. 05

BEAUX-ARTS

Rembrandt, par A. BRÉAL. 24 gravures. Broché, 1 fr. 20; relié toile. 1 fr. 50
L'Art à l'Ecole, par Ch.-M. COUYBA, sénateur, et les membres du Comité de la *Société nationale de l'Art à l'École*. 70 grav. Broché, 1 fr. 20; relié toile. 1 fr. 50

HISTOIRE ET GÉOGRAPHIE

Histoire de Russie, par L. LEGER. 12 gr., 2 cartes. Br., 0 fr. 75; rel. 1 fr. 05
Géographie rapide de l'Europe, par O. RECLUS. 16 gravures, 1 carte. Broché, 1 fr. 20; relié toile. . . . . 1 fr. 50
Géographie rapide de la France, par RECLUS. 18 gr. Br., 1 fr. 20; rel. 1 fr. 50

VIE SOCIALE ET DROIT USUEL

La Vie économique, par Frédéric PASSY. Broché, 1 fr. 20; rel. t. 1 fr. 50
Entre locataires et propriétaires, par D. MASSÉ. Guide pratique de droit usuel en matière de location. Broché, 1 fr. 20; relié toile . . . . . . 1 fr. 50
Ce que la loi punit, par GUYON. Code pénal expliqué. Br., 0 fr. 90; rel. 1 fr. 20
Les Assurances, par E. ADAM. Guide pratique. Br., 0 fr. 75; rel. t. 1 fr. 05
Les Accidents du travail, par L. ANDRÉ. Br., 0 fr. 90; rel. toile. 1 fr. 20
Assistance aux vieillards, aux infirmes, aux incurables. Guide pratique à l'usage des fonctionnaires départementaux, etc. Br., 1 fr. 20; rel. toile. 1 fr. 50
Code municipal, par Max LEGRAND. Manuel clair et commode à l'usage des maires, adjoints, secrétaires de mairie, etc. Br., 1 fr. 20; relié toile. 1 fr. 50

SCIENCES PURES ET APPLIQUÉES

La Définition de la Science, entretiens philosophiques, par F. LE DANTEC, chargé de cours à la Sorbonne. 88 gravures. Broché, 1 fr. 20; relié toile. 1 fr. 50
La Photographie des couleurs, par COUSTET. 22 gr. Br., 0 fr. 75; rel. t. 1 fr. 05
Les Alliages métalliques, par HÉMARDINQUER. 9 gr. Br., 0 fr. 50; rel. t. 0 fr. 75
La Voix professionnelle, par le Dr P. BONNIER. Leçons pratiques de physiologie appliquée aux carrières vocales. 39 grav. Br., 2 fr.; relié toile. 2 fr. 50

(Voir la suite page suivante)

LIBRAIRIE LAROUSSE, 13-17, RUE MONTPARNASSE, PARIS (6e)
ET CHEZ TOUS LES LIBRAIRES

Tous ceux qui lisent, tous ceux qui étudient ont besoin d'un

Petit Larousse illustré

Magnifique volume de 1 664 pages (format 13,5 × 20), 5 800 gravures, 680 portraits, 130 tableaux encyclopédiques dont 4 en couleurs, 120 cartes dont 7 en couleurs. — Relié toile, fers spéciaux de E. GRASSET, en trois tons. **5** francs

En reliure peau, très élégante . . . . **7** fr. **50**

(1 franc en sus pour frais d'envoi dans les localités non desservies par le chemin de fer, et à l'étranger.)

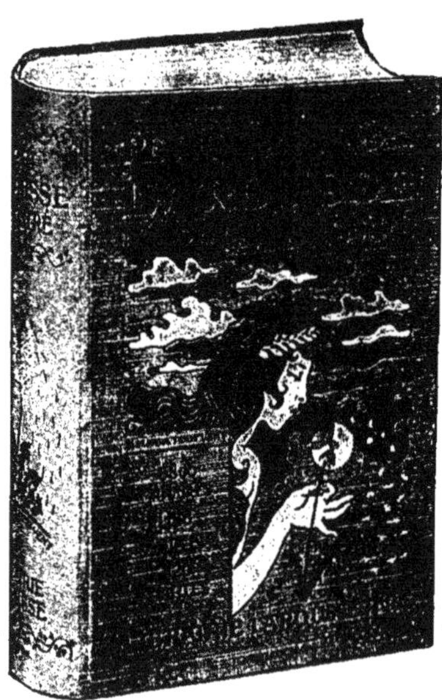

Reproduction réduite du *Petit Larousse illustré* (13,5 × 20).

Le *Petit Larousse illustré* est unanimement reconnu comme le meilleur, le plus complet et le plus pratique de tous les dictionnaires manuels. Il contient plus de matières, des informations plus nombreuses, des développements encyclopédiques plus abondants, une illustration plus riche et plus strictement documentaire qu'aucun des ouvrages similaires, même d'un prix plus élevé. Divisé en trois parties (LANGUE FRANÇAISE, — LOCUTIONS LATINES ET ÉTRANGÈRES, — HISTOIRE ET GÉOGRAPHIE), il renferme : le *vocabulaire complet* de la langue, avec de nombreux exemples à l'appui des définitions, les sens divers de tous les mots, la *prononciation figurée* de tous ceux qui offrent quelque difficulté ; la *grammaire ;* les *étymologies ;* les *synonymes* et *antonymes ;* les *proverbes, locutions proverbiales* et *expressions diverses ;* de nombreux *développements encyclopédiques* (droit, médecine usuelle beaux-arts, sciences, etc.); des *résumés historiques, géographiques, biographiques, mythologiques ;* des *notices bibliographiques* sur les principaux ouvrages de toutes les littératures; des *notices sur les œuvres d'art célèbres;* les *types et personnages littéraires et sociaux,* etc. C'est un ouvrage indispensable dans la famille et on le consultera toujours avec profit pour les mille renseignements dont on a journellement besoin ; il sera tout particulièrement précieux aux jeunes gens pour leurs études par la richesse de sa documentation et le caractère instructif de son illustration. (*600 000 exemplaires vendus à ce jour.*)

Envoi franco au reçu d'un mandat-poste.

Toutes les connaissances utiles en un volume.

Mémento Larousse

Petite encyclopédie de la vie pratique, contenant en un seul volume toutes les connaissances d'utilité journalière : un traité de grammaire, un abrégé d'histoire, une géographie avec un atlas de 50 cartes en couleurs, une cosmographie, une arithmétique, des éléments d'arpentage, un traité de dessin, un traité de sciences physiques et naturelles, des notions d'agriculture, le droit usuel, le savoir-vivre, l'hygiène, des recettes et procédés, etc. (*Vingt ouvrages en un seul.*)

Beau volume de 730 pages (format 13,5 × 20), 900 gravures, 82 cartes, dont 50 en couleurs.
Cartonné . . . . **5** francs
Relié toile, fers spéciaux de GIRALDON, titre or. . . **6** francs

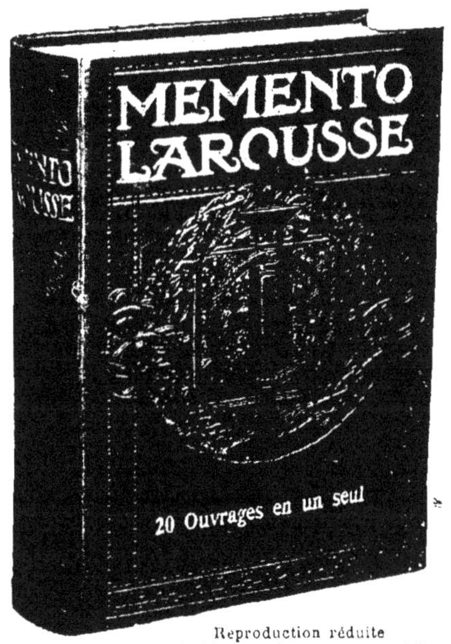

Reproduction réduite du *Memento Larousse* (13,5 × 20).

Règles de grammaire, principes d'arithmétique, notions de sciences, d'histoire, etc., il ne se passe pour ainsi dire pas de jour que nous n'ayons besoin de retrouver quelque connaissance oubliée, quelque renseignement qui nous échappe. Tout le monde a remarqué la rapidité avec laquelle s'effacent les leçons apprises au temps de notre enfance, et qui ne s'est vu maintes fois embarrassé devant des questions auxquelles répondrait le premier écolier venu? On saisit donc quels services continuels rendra à tous un livre comme le *Mémento Larousse :* un livre qui résume, en un volume maniable et facile à consulter, tous les livres de classe qu'on ne possède plus et auxquels il serait du reste incommode d'avoir recours. Le *Mémento Larousse* est plus encore. Englobant sous une forme méthodique et substantielle tous les matériaux d'une solide instruction, il ne s'en tient pas aux programmes scolaires. Il a cette originalité de faire place, à côté de la partie purement intellectuelle, à une foule de notions de la vie usuelle qu'on aurait peine à trouver réunies ailleurs. Il forme ainsi un tout d'une exceptionnelle valeur pratique, un véritable vade-mecum. C'est le complément naturel du *Petit Larousse*, et on peut dire que ces deux ouvrages, l'un dans l'ordre alphabétique, l'autre dans l'ordre méthodique, condensent l'essence même des connaissances utiles.

Envoi franco au reçu d'un mandat-poste.

Dictionnaires divers

Dictionnaire usuel de Droit, par Max LEGRAND, avocat. Un volume in-8° de 840 pages, 15 grav. et 3 cartes. 8e mille. Broché, **7** fr. **50**; relié toile. **9 francs**

Supplément. 60 pages. Broché . . . . **1 franc**

Rédigé dans un esprit essentiellement pratique, ce dictionnaire met à la portée de tous ce qu'il peut être utile de savoir en matière juridique, sous une forme aussi claire et accessible que possible, et l'ordre alphabétique en rend en outre la consultation infiniment plus commode que celle d'un code. Il est superflu d'insister sur les services qu'un ouvrage ainsi conçu peut rendre à chacun dans la conduite de ses affaires : ce sera en particulier un guide des plus précieux toutes les fois qu'on aura un contrat à passer, un procès à intenter ou à soutenir, ou simplement quelque formalité administrative ou judiciaire à remplir. Un appendice placé à la fin du volume donne la formule d'un certain nombre d'actes d'une application courante : reconnaissances, procurations, baux, etc.

Dictionnaire illustré de Médecine usuelle, par le Dr GALTIER-BOISSIÈRE (Ouvrage honoré de souscriptions des ministères de l'Instruction publique et de la Guerre). Un volume in-8° de 576 pages, 849 gravures, photographies, radiographies, 4 cartes, 4 pl. en couleurs. 33e mille. Broché, **6** fr.; relié toile. **7 fr. 50**

Voici un ouvrage qui sera précieux dans la famille. Médications et traitements divers, description des organes, hygiène préventive et curative, pharmacie de ménage, soins spéciaux aux mères et aux enfants, accidents, empoisonnements, falsifications, etc., tout y est exposé avec une clarté remarquable et un sens pratique sur lequel on ne saurait trop insister dans un livre de ce genre. Un développement étendu a été donné en particulier à la médication par l'eau chaude ou froide, par la gymnastique française ou suédoise, par le massage, par l'électricité, par les petits moyens de la médecine d'urgence sans drogue proprement dite; à l'hygiène des exercices, comme le cyclisme, l'équitation, la chasse; à l'hygiène professionnelle, etc.

Dictionnaire synoptique d'étymologie française, par H. STAPPERS, donnant la dérivation des mots usuels, classés sous leur racine commune et en divers groupes : latin, grec, langues germaniques, etc. Un volume in-12 de 960 pages. 5e édition. Relié toile. . . . . **6 francs**

Dans ce livre on trouvera, groupés d'une façon méthodique, tous les mots de la langue française de même provenance, qui, dans les autres dictionnaires, se trouvent forcément éparpillés d'après l'ordre alphabétique. On comprend quel intérêt présente cet ouvrage, tant au point de vue des recherches étymologiques qu'au point de vue de l'étude des mots.

Vocabulaire synthétique de la langue française, par L. GRIMBLOT. Un fort volume in-12, illustré de 4 500 grav. Broché, **10** fr.; relié toile. . **12 francs**

Cet ouvrage permettra de se livrer à une étude approfondie du vocabulaire. On y trouvera les mots-racines des diverses provenances groupés avec leurs dérivés autour de l'idée à laquelle ils se rapportent.

Dictionnaire méthodique et pratique des rimes françaises, précédé d'un traité de versification, par Ph. MARTINON. Un volume petit in-12 de 300 pages. 3e édition. Relié toile. . . . . **2 fr. 50**

Ce dictionnaire offre des avantages considérables sur tous les ouvrages similaires. Outre que sa nouveauté le met au courant des derniers enrichissements de la langue, il se recommande par l'originalité de son plan, grâce auquel les rimes sont présentées d'une façon particulièrement pratique.

Envoi franco au reçu d'un mandat-poste.

Livres d'intérêt pratique

Pour choisir une carrière, par Daniel MASSÉ, juge de paix de Nogent-sur-Marne. Un vol. in-8° de XXXII-520 pages. 2e éd. Br., **4** fr. **50**; relié. t. **5** fr. **50**

Cet ouvrage se distingue de tous ceux qui ont déjà paru dans ce genre par la largeur de son plan et par une précision de renseignements à laquelle on n'avait pas encore atteint en pareille matière. On y trouvera, non seulement sur les professions administratives, libérales, commerciales et industrielles, mais même sur les métiers manuels, des indications aussi pratiques que détaillées.

Manuel du Commerçant, par E. SEGAUD, ancien président du Tribunal de commerce d'Arras. Un vol. in-8° de 320 pages. Broché, **3** fr. **50**; rel. t. **4** fr. **50**

Ce volume présente, sous une forme simple et commode à consulter, les diverses notions juridiques et pratiques d'un intérêt courant dans la vie commerciale. Dû à la plume d'un homme du métier, il rendra les plus grands services aux commerçants, qui auront avec lui sous la main la solution des mille cas qui peuvent journellement les embarrasser

La Comptabilité commerciale, industrielle et domestique, avec notions sur le commerce, le crédit, les sociétés et la législation commerciale, par Gustave SOREPH. Un vol. in-8° de 270 pages. 3e édit. Br., **3** fr.; rel. toile. **4** francs

Cet ouvrage met la comptabilité à la portée de tous sous une forme véritablement pratique et claire; il se recommande tout particulièrement aux jeunes gens qui se destinent aux carrières commerciales, à ceux qui veulent se créer une position dans nos grands établissements financiers, aux candidats qui se préparent aux examens de la Banque de France, du Crédit foncier, etc.

Pour gérer sa fortune, par Pierre DES ESSARS. Conseils pratiques sur les placements de capitaux et les assurances. 4e édit. In-8°. Br., **2** fr. **50**; rel. **3** fr. **50**

Ce petit livre, qui a été l'objet des appréciations les plus élogieuses dans la presse quotidienne et financière, est essentiellement un ouvrage de vulgarisation pratique. Sous sa forme concise et condensée, il guidera utilement le capitaliste, en exposant avec simplicité et avec clarté les diverses opérations financières qu'un particulier peut être appelé à traiter dans son existence.

Les Impôts, *guide pratique du contribuable,* par un PERCEPTEUR. In-8°, 160 pages. Broché. . . . . **2** francs

Ce petit volume permettra à chacun de connaître avec précision l'étendue de ses obligations envers le fisc. On y trouvera sur chaque contribution des indications pratiques dues à la plume d'un professionnel (matière imposable, exemptions, mode de payement, poursuites, réclamations, etc.).

Hygiène nouvelle, par le Dr GALTIER-BOISSIÈRE. In-8°, 376 pages, 396 gravures. Broché. . . . . **3** fr. **75**

La science de l'hygiène a fait de grands progrès à notre époque et tout le monde a le plus sérieux intérêt à les connaître. Le livre du Dr Galtier-Boissière sera à ce titre un guide des plus précieux. On y trouvera exposé, sous une forme simple et claire, avec nombreuses figures à l'appui, tout ce qu'il est pratiquement utile de savoir sur les microbes et les maladies infectieuses, l'air, la lumière, les aliments et les boissons, l'hygiène des vêtements, de l'habitation, etc.

Envoi franco au reçu d'un mandat-poste.

Livres d'intérêt pratique

La Cuisine et la Table modernes. Ouvrage écrit spécialement pour la maîtresse de maison. In-8°, 500 pages, 600 gravures, dont 135 reproductions photographiques d'après nature. 13e mille. Broché, **5** francs; relié toile . . **6 fr. 50**

Cet ouvrage n'est pas un banal livre de cuisine; c'est un guide pratique dû à la collaboration d'hommes du métier et dans lequel on trouvera non seulement les recettes culinaires proprement dites, mais encore tout ce qu'une femme doit savoir sur l'hygiène de l'alimentation, le pain, les condiments, la viande, la volaille, le poisson, les légumes, les conserves, le matériel de cuisine, le service de table, etc. L'illustration, comme le texte, vise toujours le côté utilitaire, l'initiation pratique, et toute une série de photographies instantanées constituent entre autres un véritable enseignement par les yeux.

La Chasse moderne, *encyclopédie du chasseur*, due à la collaboration des personnalités les plus autorisées du monde cynégétique. In-8°, 710 pages, 438 gravures (dessins d'après nature et photographies instantanées), 24 tableaux synthétiques, 85 airs de chasse. 14e mille. Br., **7 fr. 50**; relié toile. . **10 francs**

Ce remarquable ouvrage forme une encyclopédie complète de l'art de la chasse, extrêmement sérieuse et documentée, où on trouvera tout ce qu'il est intéressant de savoir sur les armes et munitions, sur les chiens, leur dressage, leurs maladies, sur le tir, sur le gibier à poil et à plume, sur le gibier d'eau, le gibier de passage, les battues, la chasse à courre, la fauconnerie, etc. Les divers chapitres sont signés des personnalités les plus autorisées du monde cynégétique.

La Pêche moderne, *encyclopédie du pêcheur,* due à la collaboration de spécialistes compétents. In-8°, 600 pages, 680 gravures, 32 tableaux synthétiques. 7e mille. Broché, **6 fr. 75**; relié toile. . . . . **9 francs**

Conçu sur le même plan que la *Chasse moderne*, cet ouvrage est le vade-mecum indispensable de tous ceux qui s'adonnent à la pêche. Tout ce qui peut intéresser un pêcheur y est passé en revue par des spécialistes compétents : histoire naturelle du poisson, pisciculture, amorces et appâts, engins et matériel, pêche en eau douce, pêche de plage, pêche au filet, pêche de l'écrevisse et de la grenouille, hygiène, législation, etc. L'ouvrage se termine par un calendrier du pêcheur et un dictionnaire index.

La Photographie, par H. DESMAREST. In-12, 65 gravures. 6e édition. Broché, **1 fr. 25**; relié toile. . . . . **2 francs**

Épargner aux débutants des tâtonnements, les mettre à même de faire immédiatement de bonnes photographies et aider les amateurs sérieux de conseils résultant d'une longue expérience, tel est le but de ce livre sans prétention, dépourvu de formules chimiques trop compliquées, qui résume d'une façon simple et pratique toutes les opérations et manipulations photographiques et permettra à tous de devenir d'excellents praticiens.

Le Naturaliste amateur, par Maurice MAINDRON. Petit guide pratique : botanique, zoologie, minéralogie, géologie. Un volume in-8°, illustré de 166 gravures. 2e édition. Broché. . . . . **3 francs**

Herbier classique, par F. FAIDEAU. 50 plantes caractéristiques des principales familles analysées et décrites. Un volume in-8° de 140 pages, 162 gravures (dessins d'après nature et reprod. photogr.). Broché, **2 fr. 25**; relié. **3 francs**

Envoi franco au reçu d'un mandat-poste.

LIBRAIRIE LAROUSSE, 13-17, RUE MONTPARNASSE, PARIS (6e)
ET CHEZ TOUS LES LIBRAIRES

Bibliothèque rurale

HONORÉE DE NOMBREUSES SOUSCRIPTIONS DES MINISTÈRES DE L'INSTRUCTION PUBLIQUE ET DE L'AGRICULTURE (FORMAT IN-8°, 15 × 21)

L'Agriculture moderne, encyclopédie de l'agriculteur, par V. SÉBASTIAN. 560 pages, 700 gravures. Broché, **5** fr. ; relié toile . . . . **6** fr. **50**
La Ferme moderne, par ABADIE. 390 grav. Br., **3** fr.; relié toile. **4** francs
Prairies et Pâturages, par COMPAIN. 181 grav. Br., **3** fr.; relié . . **4** francs
L'Arboriculture fruitière en images, par VERCIER. 101 pl. Br. **3** francs
Relié toile. . . . . **4** francs
Les Industries de la ferme, par LARBALÉTRIER. 160 gr. Br., **2** fr. : rel. **3** francs
Les Engrais au village, par H. FAYET. Broché, **2** fr. ; relié toile . **3** francs
L'Outillage agricole, par DE GRAFFIGNY. 240 gr. Br., **2** fr. ; rel. t. **3** francs
La Basse-Cour, par TRONCET et TAINTURIER. 80 grav. Br., **2** fr. ; rel. **3** francs
Le Bétail, par TRONCET et TAINTURIER. 100 grav. Br., **2** fr.; relié . **3** francs
La Médecine vétérinaire à la ferme, par le Dr G. MOUSSU, professeur à l'École d'Alfort. 82 gravures. Broché, **3** fr.; relié toile . . . . **4** francs
L'Arboriculture pratique, par TRONCET et DELIÈGE. 190 gr. Br. **2** francs
Relié toile . . . . **3** francs
La Viticulture moderne, par G. DE DUBOR. 100 gr. Br., **2** fr.; rel. t. **3** francs
L'Apiculture moderne, par CLÉMENT. 153 grav. Br., **2** fr.: relié . **3** francs
Le Jardin potager, par TRONCET. 190 grav. Br., **2** fr.: relié. . . . **3** francs
Le Jardin d'agrément, par TRONCET. 150 grav. Br., **2** fr.; relié . **3** francs
Comptabilité agricole, par BARILLOT. Broché, **2** fr.; relié . . . . . **3** francs
Élevage en grand de la volaille, par PALMER. Br. **1** fr. **50**; rel. **2** fr. **25**
Les Animaux de France, par CLÉMENT et TRONCET. 160 grav. Br. **2** francs
Relié toile. . . . . **3** francs
Écoles et cours d'Agriculture, par DUGUAY. 39 gravures. Br. . **1** franc

---

Un périodique unique en France et à l'étranger.

Larousse mensuel illustré

Publié sous la direction de Claude AUGÉ et paraissant le premier samedi de chaque mois par numéros de 24 pages gr. in-4° (32 × 26) à 75 centimes, imprimés sur trois colonnes (72 colonnes) et illustrés de nombreuses gravures.

Abonnement d'un an : France, **8** francs; Étranger, **9** fr. **50**

Le *Larousse mensuel* enregistre, dans l'ordre alphabétique, sous une forme documentaire et d'une façon absolument complète, toutes les manifestations de la vie contemporaine. Politique, commerce, industrie, lois nouvelles, pièces et livres nouveaux, œuvres d'art marquantes, découvertes scientifiques, etc., il embrasse intégralement le mouvement si complexe des faits et des idées à notre époque et, comme il condense en très peu d'espace une quantité de matières considérable, il permet de se tenir au courant de tout sans perte de temps et pour une dépense insignifiante. Ajoutons que le *Larousse mensuel* est la mise à jour indéfinie du *Nouveau Larousse illustré* et de toutes les encyclopédies.

En vente : **Tome Ier** (années 1907, 1908, 1909, 1910). Magnifique volume de 842 pages, 2 812 grav., 103 cartes. Broché, **24** fr. ; relié demi-chagrin. **30** francs

---

Demander un numéro spécimen.

Collection in-4° Larousse

Donner à un prix très modéré de véritables ouvrages de luxe, imprimés avec soin sur un papier magnifique, merveilleusement illustrés par les procédés de reproduction photographique les plus perfectionnés et embellis de reliures originales signées d'artistes comme Grasset, Auriol, etc., tel est l'objet de la *Collection in-4° Larousse*. Cette superbe collection met ainsi à la portée de tous des satisfactions jusqu'ici réservées à un petit nombre de bibliophiles et d'amateurs. (Format 32×26.)

Histoire de France illustrée, *en deux volumes*. 2 000 gravures photographiques, 43 planches en couleurs, 9 cartes en couleurs, 96 cartes en noir. Broché, **53** fr.; relié demi-chagrin. . . . . **65 francs**

Le Musée d'Art (**des Origines au XIXe siècle**), publié sous la direction de E. MÜNTZ. 900 gr. photogr., 50 pl. h. t. — Br., **22** fr.; rel. demi-ch. **27 francs**

Le Musée d'Art (**XIXe siècle**). 1 000 gravures photographiques, 58 planches hors texte. — Broché, **28** fr.; relié demi-chagrin . . . . **34 francs**

Les Sports modernes illustrés, encyclopédie sportive illustrée, publiée sous la direction de P. MOREAU et G. VOULQUIN. 813 gravures, 28 planches hors texte. — Broché, **20** fr.; relié demi-chagrin. . . . . **26 francs**

La Terre, géologie pittoresque, par Aug. ROBIN. 760 reproductions photographiques, 24 hors-texte, 53 tableaux de fossiles, 158 dessins et 3 cartes en couleurs. — Broché, **18** fr.; relié demi-chagrin. . . . . **23 francs**

Atlas Larousse illustré. 42 cartes en couleurs hors texte, 1 158 reproductions photographiques. — Broché, **26** fr.; relié demi-chagrin. . . . . **32 francs**

Atlas Colonial illustré. 7 cartes en couleurs hors texte, 70 cartes en noir, 16 pl. hors texte, 768 reprod. photogr. — Broché, **18** fr.; relié . . . **23 francs**

Paris-Atlas, par F. BOURNON. 595 reproductions photographiques, 32 dessins, 24 plans hors texte en huit couleurs. — Broché, **18** fr.; relié . . . . **23 francs**

L'Allemagne contemporaine illustrée, par P. JOUSSET. 588 reproductions photographiques, 8 cartes en couleurs hors texte, 14 cartes ou plans en noir. — Broché, **18** fr.; relié demi-chagrin. . . . . **23 francs**

L'Italie illustrée, par P. JOUSSET. 784 reprod. photogr., **14** cartes et plans en couleurs, 9 cartes en noir. — Broché, **22** fr.; relié demi-chagrin. . . **28 francs**

L'Espagne et le Portugal illustrés, par P. JOUSSET. 772 reproductions photographiques, 10 cartes et plans en couleurs, 11 cartes et plans en noir. — Broché, **22** fr.; relié demi-chagrin. . . . . **28 francs**

La Hollande illustrée, par VAN KEYMEULEN, BOOT, etc. 349 reproductions photographiques, 2 planches en couleurs, 15 planches en noir, 4 cartes en couleurs, 35 cartes en noir. — Broché, **12** fr.; relié demi-chagrin . . . **17 francs**

En cours de publication :

La Belgique illustrée, par DUMONT-WILDEN. Paraît par fascicules hebdomadaires à 80 centimes (Demander le prospectus).

Pour paraître prochainement :

La France, géographie illustrée, *en deux volumes*, par P. JOUSSET.

N. B. — *Les ouvrages de la Collection in-4° Larousse peuvent être acquis à raison de* **10** *francs par mois en France, Algérie, Tunisie, Alsace-Lorraine, Suisse et Belgique.*

Envoi franco au reçu d'un mandat-poste.

Paris. — Imp. LAROUSSE. (Déc. 1910).

www.ingramcontent.com/pod-product-compliance
Ingram Content Group UK Ltd.
Pitfield, Milton Keynes, MK11 3LW, UK
UKHW020559180726
13838UKWH00001B/331

9 782329 433295